药师处方审核案例版培训教材

老年慢性病用药

总 主 编　吴新荣
副总主编　王景浩
主　　编　吴晓玲
副 主 编　周敏华　陈文瑛　张红雨
编　　者　（以姓氏笔画为序）

王　铿　　冯焕村　　杨佳宁
肖　洒　　吴丽瑶　　吴晓玲
张红雨　　陈文瑛　　林江涛
周敏华　　冼冬妍　　庞佩珊
段萍萍　　徐巧芬　　高艳玲
谢奕丹　　雷露雯

U0206839

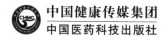
中国健康传媒集团
中国医药科技出版社

内 容 提 要

本书是药师提升老年慢性病用药处方审核能力的培训教材。本书对老年慢性病用药选择、联合用药、用药疗程、用药剂量中的不适宜处方案例进行了简明扼要的分析。书中设置大量处方实例，将理论与实践相结合，对药师日常处方审核工作具有重要的参考价值，可快速提升药师的审方能力和技巧。本书可供医疗机构、药店药师使用。

图书在版编目（CIP）数据

老年慢性病用药/吴晓玲主编. —北京：中国医药科技出版社，2022.3（2024.8重印）

药师处方审核案例版培训教材

ISBN 978 - 7 - 5214 - 2915 - 2

Ⅰ. ①老…　Ⅱ. ①吴…　Ⅲ. ①老年病—慢性病—用药法—职业培训—教材　Ⅳ. ①R98

中国版本图书馆 CIP 数据核字（2021）第 265902 号

美术编辑　陈君杞
版式设计　诚达誉高

出版　**中国健康传媒集团** | 中国医药科技出版社
地址　北京市海淀区文慧园北路甲 22 号
邮编　100082
电话　发行：010 - 62227427　邮购：010 - 62236938
网址　www. cmstp. com
规格　710 × 1000mm ¹⁄₁₆
印张　9
字数　169 千字
版次　2022 年 3 月第 1 版
印次　2024 年 8 月第 2 次印刷
印刷　大厂回族自治县彩虹印刷有限公司
经销　全国各地新华书店
书号　ISBN 978 - 7 - 5214 - 2915 - 2
定价　**45.00 元**

获取新书信息、投稿、为图书纠错，请扫码联系我们。

自　序

又要写序了，这次是一套全新的以审方案例为重点的书。每当此时内心总是既充满期盼又有些许惶恐，期盼的是这套书满带着墨香来到我们面前，惶恐则是这必须却很难写的序无人过目。直到最近看一本书，其娓娓道来的序让我意识到，序应该是有故事、有灵魂的，这样的序会有人想读完！

2018年6月底，国家卫生健康委员会、国家中医药管理局、中央军委后勤保障部联合印发《医疗机构处方审核规范》，首次明确了"药师是处方审核工作的第一责任人"，并对处方审核的管理和流程作了具体规范。这为药师更深入地融入临床、开展药学服务工作，提供了坚实的政策基础。凭借着在职业生涯中积累的专业敏感，我们项目组义务反顾地踏上了这条充满酸甜苦辣的审方培训路，并在全国得到共鸣，审方路踏过祖国的各个省区，获得大家一致好评。审方培训的顺利开展离不开国家政策的支持。2018年11月，国家卫生健康委员会等又发布了《关于加快药学服务高质量发展的意见》，再次强调了处方审核的重要性。2019年8月，新版《药品管理法》第六章规定"医疗机构应当配备依法经过资格认定的药师或者其他药学技术人员，负责本单位的药品管理、处方审核和调配、合理用药指导等工作"，首次将处方审核这样一技能性的工作以法律的形式呈现。2020年2月，国家卫生健康委员会、财政部、国家医疗保障局、教育部、人力资源社会保障部、国家药品监督管理局六部委联合发布《关于加强医疗机构药事管理促进合理用药的意见》，要求"强化药师或其他药学技术人员对处方的审核""加强药学人才队伍建设"，并首次对处方审核药师的绩效提出了建议。在国家不断出台的政策牵引下，处方审核能力已成为行业刚需。各种医疗质量检查也把处方审核列为重要的内容。为了顺应这个需求，各省都在积极开办处方审核培训班。

在药学专业的学历教育阶段，我国多数药师以化学学科、药学基础理论和实验的知识结构为主体，临床基础知识、临床实践经验相对缺乏，因而业务能力和专业素质普遍无法满足处方审核对专业技能的需求。为突破医院药师审方知识和技能欠缺的瓶颈、建立审方思维、胜任处方审核工作，我们必须在处方审核的继续教育培训上下功夫。但是长期以来处方审核培训受重视程度不够，原因有几个方面：①培训内容不够系统，不能覆盖药师处方审核中系统知识点；②培训方式枯燥，药师学习主动性差，培训效果不明显；③培训结束后，缺少与培训相关的配套案例练习，学员不能学以致用，知识遗忘率高。

为提高医院药师处方审核能力和合理用药、安全用药的服务水平，满足当前综合医改对药师服务转型的要求，尽快让广大药师具备审方的基本技能，我们把培训重点放在理论与实践的有机结合上：让药师不仅懂药，还要了解疾病的发生发展与药物治疗之间的关系；掌握学习的窍门，懂得运用现代手段和工具解决工作中的实际问题；提高学习能力，动态追踪药学发展前沿。处方审核是一个药师的基础工作技能，如果仅仅在理论上学习审方的方法，而不从根本上理解审方中的道理，无法去直面医生的质疑。因此我们需要药师在审方中做到知其然知其所以然，在审方的过程中会灵活运用循证这个工具。如此，才能够使药师从以前只会机械地发对药，向智慧地用好药华丽转身，在医疗团队中找到自身的价值，产生强烈的职业荣誉感。

广东省药学会自 2018 年 8 月起开展处方审核培训，已举办 40 余期，共培养学员近 3 万名，并已将其打造成行业内具有重要影响力的药学继教培训品牌，为系统化审方项目的开展打下坚实的理论及实践基础。随着科学技术的发展，新药层出不穷，新药的不良反应、药物的相互作用、审方规则也在不停地更新，所以进行基本的短期审方培训之后，有一本好的专业参考书变得尤为重要。伴随培训出版的《药师处方审核培训教材》深受广大药师追捧，填补了我国审方培训教材的空白。现在推出的这套书，是关于特殊人群用药的处方审核案例丛书。全书共分五册，主要是针对儿童、老年、妊娠哺乳期、疼痛、肾病患者等特殊人群治疗过程中的用药审核。这类人群的特殊性，使得他们的用药更加复杂，因而对他们所用药物的审核也显得越必要。各分册编写时，遵照《医疗机构处方审核规范》标准，以近年来公布的相关诊疗指南为依据，以大量真实的处方案例为基础，将特殊人群常见疾病治疗的知识点与临床处方案例相结合，提出处方问题、进行机制分析、实施干预建议。本套书主要以案例为切入点，讲述在临床实践过程中如何进行规范合理的处方审核，其中穿插医学、药学理论知识点，真正地将理论知识与临床实践运用相结合。整套书内容可读性强、知识点突出、格式层次清晰，因而可以成为医院药师甚至临床医生日常工作的得力助手。这套书主要供医疗机构从事审方药师工作的专业技术人员使用，也可作为临床医生的参考用书。

希望这套书能够做一盏灯，照亮致力于特殊人群处方审核的药师前行的路。

吴新荣　王景浩
2021 年 9 月

前　言

　　随着世界人口日趋老龄化，中国也已进入了老龄化社会。根据 WHO 预计，至 2050 年中国将有 35% 人口超过 60 岁。人口老龄化不仅使社会结构发生改变，同时也给社会经济、医疗保障乃至家庭等带来了一系列的问题。老年患者常同时伴有多种慢性疾病，合并用药品种繁杂，潜在的药物相互作用和不良反应发生率增加。有研究显示，老年人平均患病 6 种，最多达到 25 种，而平均用药 9.1 种，其中最多的有 36 种。据有关报道，联用 2 种药物，潜在相互作用发生率 6%；联用 5 种为 50%；联用 8 种则上升至 100%。另据 2019 年国家药品不良反应监测年度报告显示，在药品不良反应/事件报告中，65 岁及以上老年患者占 29.1%，其中严重不良反应的比例达到 12.0%，高于当年总体水平。其中老年人的病情严重程度、潜在不适当用药和联合用药品种多是其重要的影响因素。该数据也说明老年人用药安全迫切需要全社会给予更多的关注和重视。2018 年国家卫生健康委员会等 3 部门联合制定《医疗机构处方审核规范》，明确指出"药师是处方审核工作的第一责任人"。因此，如何做好老年患者慢性疾病用药处方审核将成为药师审方的工作重点和难点。

　　本书是"药师处方审核案例版培训教材"的分册之一，书中以老年人最常见的、危害最大的疾病用药如心血管系统疾病用药、内分泌系统疾病用药、消化系统疾病用药、呼吸系统疾病用药、神经系统疾病用药、泌尿系统疾病用药、止痛类药物和抗胆碱类用药等作为重点介绍，以治疗药物的选择、联合用药的原则、药物相互作用、用药疗程和用药剂量等作为主要审核要点，以近年来国内外公布的与老年慢性疾病相关的各类防治指南、专家共识等作为重要参考依据和指导准则，以临床大量真实案例作为基础，将老年常见慢性疾病治疗的知识点与临床处方案例相结合，重点阐述这些疾病的临床用药、机制分析、处方审核的要点和用药建议等。全书一共收载 110 个案例，涵盖 29 个老年常见病种，涉及 231 种老年常用药物。书中均为老年患者处方审核中发现的实际案例，对其存在的用药问题编者均进行了总结和分析，具有较强的实践指导性，可为药师如何结合老年患者特有的生理、病理状况，针对慢性疾病进行合理选药、合理用药和正确审方提供有价值的参考。

本书由多家三甲医院的临床药学专家共同编写。书中参考了近年来国内外公布的关于心脑血管系统、内分泌系统等多种老年常见慢性疾病诊疗指南及专家共识等。但随着医学和药学研究的不断深入，会很快有大量的循证医学证据被更新。所以随着时间的推移，本书编写的内容难免会出现疏漏，敬请读者批评指正。

编 者

2021 年 5 月

目　　录

第一章 | 总论

一、老年人慢性病药物治疗概况

慢性非传染性疾病，简称慢性病或慢病，指病情持续时间长、发展缓慢的疾病。据中国疾病预防控制中心统计，慢性病主要为四大疾病，即心脑血管系统疾病、恶性肿瘤、慢性呼吸系统疾病和糖尿病。

根据世界卫生组织（World Health Organization，WHO）的年龄分界标准，发展中国家的老年人为60周岁及以上的群体，而发达国家则将≥65岁作为分界点。老年人是慢性病的主要患病群体。根据WHO预计，至2050年中国将有35%的人口超过60岁，可能是世界上老龄化最严重的国家。因此，未来老年慢性病人群是我国医疗机构的重要服务对象之一。

据2018年《中国老年健康研究报告》，至2030年慢性病的负担将会因中国人口老龄化的快速进展而至少增加40%，其中心血管疾病、恶性肿瘤和非胰岛素相关的糖尿病是中国老年人的主要疾病负担来源。

二、老年人用药相关生理特点

1. 胃肠运动减慢、胃酸分泌下降、胃内 pH 升高 60岁以上老年人，约50%会出现胃黏膜萎缩、变薄和肌纤维萎缩，胃排空时间延长；另外，老年人消化腺腺体萎缩，消化液分泌减少，如唾液分泌能力下降、稀薄，淀粉酶含量减少，胃液分泌能力和胃酸度降低，胃蛋白酶不足等，导致老年人整体消化能力降低。

2. 总体液量减少，人体内脂肪比例升高 随着年龄的增长，老年人机体组成成分会逐渐发生变化。如脂肪组织在体重中所占的比例增加，而非脂肪组织如肌肉、体液等所占的比例相对减少。研究表明，与20岁时相比，65岁时体脂增加部分可达体重的10%~20%；而25岁与75岁的男性，其脂肪组织所占比例分别为14%与30%，水分分别为61%与53%。这些改变均会影响许多药物在体内的吸收和分布。

3. 肝血流量和功能性肝细胞减少、肝药酶活性下降、血浆白蛋白减少　随着年龄的增长，心排血量会逐渐减少，肝脏血流量也会下降，65 岁的老年人肝血流量仅为 25 岁时的 40% ~ 45%。另外，老年人的肝脏也逐渐缩小，肝细胞数目下降，解毒能力和合成蛋白的能力降低，血浆白蛋白减少。肝微粒体代谢酶活性下降，对某些药物的代谢能力减弱，易致药品不良反应（adverse drug reaction, ADR）。因此，对于血浆蛋白结合率高的药物，如华法林、口服降糖药等，老年人应从小剂量开始用药；需经肝脏代谢成活化的前体药物，对老年人产生的药效或毒性可能下降；对首关效应明显的药物，如硝酸甘油、利多卡因等则生物利用度提高，存在安全隐患。

4. 肾血流量下降、肾小球滤过率降低　肾脏是重要的排泄器官。伴随衰老，肾脏萎缩变小，血流量减少，肾小球滤过率及肾小管重吸收能力降低，老年人的肾脏功能可能仅是年轻人的 1/2，而且部分慢性病也会使肾血流量下降。所以，经肾脏排泄的药物即使给予常规治疗量，老年人也可能因排泄减慢而引起蓄积中毒，尤其是地高辛、头孢菌素类、氨基糖苷类、普萘洛尔等更应严格控制用药剂量，必要时根据肌酐清除率调整用量。

三、老年人用药遵循的主要原则

（1）明确用药指征，简化用药品种　老年人常患有多种疾病，同时使用的药物品种繁杂，不仅加重了经济负担，影响用药依从性，还增加药物相互作用和不良反应发生率。据报道，同时用药 2 ~ 5 种，ADR 发生率约为 4%；6 ~ 10 种达到 7% ~ 10%；11 ~ 15 种上升至 24% ~ 28%。为减少老年人 ADR 的发生，国内外提出同时用药建议不超过 5 种。当病情需要使用超过 5 种药物时，应评估是否所有药物都是必需的，并根据处方精简和药物重整的要点进行用药治疗方案的优化。

（2）选择适当剂型　需要长期用药的老年慢性病患者，应尽可能口服给药，有吞咽困难的可选用颗粒剂、口服液或喷雾制剂，依从性差的可考虑将短效制剂改为长效制剂：首选控释制剂，该剂型可恒速释放药物，不受胃肠道 pH 和动力的影响，且服药次数较少，利于提高依从性；尽量不选缓释制剂，以免老年人因胃肠能力下降使药物吸收增加而产生不良反应。

（3）小剂量、个体化用药剂量原则　维生素、微量元素和消化酶等相对较安全的药物，老年人可按成年人剂量服用；其他药物原则上应酌情减量，尤其是地高辛、华法林、茶碱等治疗窗比较窄的药物，根据患者年龄、健康状态、体重、肝肾功能、病情严重程度和药物治疗指数等，一般先以成人用量的 1/2、2/3 或 3/4 用药，随后根据临床反应调整，缓慢增量，直至获得满意疗效。对于需要负荷剂量的药物，首次可参考成年人剂量的下限，小剂量维持。因老年人个体差异较大，最好的给药方法是遵从个体化的原则，结合药物的药代药动学特点、肝肾功能情况和血药浓度监测调整用量，尤其是主要经肾排泄、治疗窗窄的药物。药物原型或活性代谢产物主要经肾脏排泄的，可参照说明书，按照以下 Cockcroft – Gault 公式计算肌酐清除率（Ccr）来调整用量：

男性 Ccr =（140 – 年龄）× 体重（kg）/ 72 × 血清肌酐浓度（mg/dl）

女性 按上述结果 × 0.85

注：内生肌酐清除率（Ccr）指肾单位时间（分钟）内，能把多少毫升内生肌酐完全清除出去。

四、老年人慢性病药物治疗常见的问题

1. 药物选择不适宜　老年人伴有肝、肾功能不全，或合并某种特定疾病时，用药后较普通成人会存在更多的潜在不良反应风险或其他安全隐患。国外一项用药调查结果表明，1270 例老年人中开具 ≥6 种药物的占 29.4%，开具 ≥1 种潜在不适当药物的占 15.7%，同时具有以上 2 种情形的占 9.3%。

2. 用药品种多，发生药物相互作用和药品不良反应的风险增加　有研究显示，老年人平均患病 6 种，最多 25 种，平均用药 9.1 种，最多 36 种。据有关报道，联用 2 种药物的潜在相互作用发生率为 6%，联用 5 种为 50%，联用 8 种则上升至 100%，说明药物相互作用的发生概率随用药品种增多而升高。2019 年国家药品不良反应监测年度报告显示，≥65 岁老年人占 29.1%，其中严重不良反应的比例占 12.0%，略高于当年总体水平，这与老年人的病情严重程度和联合用药品种多有关。

3. 剂量不适宜　老年慢性病用药剂量不适宜，临床主要表现为起始剂量偏大、未根据患者肝肾功能或病情变化调整剂量等。老年人的生理功能随着年龄增长逐渐衰退。当患有某些慢性疾病时，长期或大量的药物治疗会导致生理功能与其他健康人群差异更大，因此临床用药时更应注意药物的使用剂量。

4. 重复用药　老年慢性病重复用药主要指相同有效成分的药品重复使用、药理作用或功效类似的药品重复使用等。据统计，老年人平均患病 4~6 种或更多，从而导致老年人在多个科室就诊，加上不少老年人会盲目地自我药疗，这是导致重复用药的重要原因。重复用药不仅加重患者的经济负担，而且会增加药品不良反应发生率，严重的会引起肝肾功能损害。

五、老年慢性病药物处方审核依据

除《中国药典》、药品说明书及各项循证医学证据外，以下标准或专家共识需作为老年慢性病药物处方审核的重要依据。

1. 老年人潜在不适当用药 Beers 标准（以下简称 Beers） 由美国老年医学专家 Beers 联合多个学科专家编制的老年不适当用药标准，2019 年进行了第四次更新，总结归纳了老年人潜在不适当用药、老年人疾病或老年综合征相关的潜在不适当用药（PIM）、老年人应谨慎使用的药物、老年人应避免的联合用药和依据肾功能应避免使用或减少剂量使用的药物。

2. 老年人不适当处方筛查工具（screening tool of older persons' prescriptions，简称 STOPP） 由爱尔兰医学、药学等多学科专家共同制定，最新版本更新于 2014 年，主要内容包涵特定疾病状态下使用哪类药物是不适当的，并涵盖了部分药物的相互作用。

3. 中国老年人潜在不适当用药判断标准 由王育琴等参考国外老年人潜在不适当用药判断标准和目录，并结合我国多个药品不良反应监测中心所收集的老年人 ADR 及所涉及的药物情况，先后发布了第一个《中国老年人疾病状态下潜在不适当用药初级判断标准》和《中国老年人潜在不适当用药目录》。2017 年修订时将内容合并为《中国老年人潜在不适当用药判断标准》，包括两部分内容。第一部分是老年人 PIM 判断标准，含 13 大类 72 种/类药物；第二部分是老年人疾病状态下 PIM 标准，含 27 种疾病 44 种/类药物，从用药风险点、风险强度、警示级别、使用建议和部分用药替代方案等方面为干预和评估我国老年人潜在不适当用药提供参考。

六、老年慢性病处方审核重点药品品种目录

通过对国内外权威机构发布的标准或目录所收录的药物进行汇总、删重、整合和分析，将出现频率较高和较常使用的药物整理成老年人慢性病常用药物处方审核重点品种目录，具体内容见表 1-1。

表 1-1　老年人慢性病常用药物处方审核重点品种目录

分类	药物名称或种类
心血管系统用药	地高辛、胺碘酮、特拉唑嗪、多沙唑嗪、哌唑嗪、利血平、胍那苄、胍法辛、甲基多巴、维拉帕米、地尔硫䓬、决奈达隆、β 受体阻断剂、血管紧张素转化酶抑制剂（ACEI）、血管紧张素 Ⅱ 受体拮抗剂（ARB）、双氢吡啶类钙通道阻滞剂、长效硝酸酯类
神经系统和精神药物	阿普唑仑、艾司唑仑、劳拉西泮、奥沙西泮、替马西泮、三唑仑、佐匹克隆、唑吡坦、扎来普隆、氯硝西泮、地西泮、氯氮䓬、氟西泮、夸西泮、帕罗西汀、阿米替林、多塞平、地昔帕明、去甲阿米替林、普罗替林、曲米帕明、氟哌啶醇、氟西汀、氟伏沙明、舒必利、奥氮平、加巴喷丁、左乙拉西坦、普瑞巴林、度洛西汀、喹硫平、氯氮平

续表

分类	药物名称或种类
消化系统用药	甲氧氯普胺、质子泵抑制剂（PPI）、H_2受体拮抗剂、含铝抗酸剂
泌尿系统用药	螺内酯、阿米洛利、氨苯蝶啶、祥利尿剂、噻嗪类利尿剂
呼吸系统用药	异丙托溴铵、噻托溴铵、茶碱、氨茶碱
抗胆碱酯酶药物	氯苯那敏、赛庚啶、苯海索
血液系统用药	华法林、口服短效双嘧达莫、氯吡格雷、阿哌沙班、达比加群、磺达肝癸钠、依度沙班、普拉格雷、西洛他唑、利伐沙班、依诺肝素钠
镇痛药物	阿司匹林、双氯芬酸、二氟尼柳、依托度酸、非诺洛芬、布洛芬、酮洛芬、甲氯芬那酸、甲芬那酸、美洛昔康、萘丁美酮、萘普生、奥沙普秦、吡罗昔康、依托考昔、吲哚美辛、曲马多
内分泌系统用药	胰岛素、氯磺丙脲、格列本脲、吡格列酮、罗格列酮、二甲双胍

（吴晓玲 周敏华）

第二章 | 老年慢性病药物选择不适宜处方案例分析

"药物选择不适宜"是指患者具有使用某类药物的指征，但选用的药物相对于老年人，尤其是处于肝、肾功能不全的状态，或某种特定疾病时，存在潜在的不良反应风险或其他安全隐患。常见老年慢病选药不适宜主要存在以下几种情况：①未按循证的临床指征用药；②患者处的特殊生理状态，或伴有的特殊疾病，不适宜选用该药品；③选用药品存在用药禁忌证；④选用药品的剂型不适宜等。

第一节　心血管系统药物选择不适宜案例分析

一、老年常见心血管疾病

老年人的健康问题最常见的就是心血管系统疾病，这可能与随着年龄的增长，老年人心脏逐渐出现生理性老化，血管壁的生理性硬化也渐趋明显，最后导致出现各种心肌供血不足、血压升高等，临床表现为高血压、冠心病、慢性心力衰竭、心律失常等，所以老年心血管疾病用药主要以治疗上述疾病为主。

1. 老年高血压　老年高血压的特点是单纯收缩期高血压患病率高，因收缩压会随着年龄增加而持续升高，而舒张压在70岁以后反而会出现缓慢下降，临床表现为收缩压高、舒张压低、脉压增大。有研究表明，单纯收缩期高血压患者脑卒中的风险更高，心血管病病死率增加2~5倍，所以危害极大。因此，老年高血压患者降压治疗应尽可能平稳，要求药物有比较好的安全性和耐受性，其中长效二氢吡啶类钙离子拮抗剂和噻嗪类利尿剂是治疗老年人单纯性收缩期高血压的首选降压药物。其次，老年患者血压的波动性比较大，很小的升压刺激或降压治疗都可能使血压变化很大，这种也称为脆性血压。并且，老年人对治疗反应的个体差异比较大，同种降压药使用的效果也可能会非常大，如β受体阻断剂，有些使用很低的剂量都有可能引起严重的心动过缓。又如短效钙离子拮抗剂，老年人用药后可能会现血压过低的现象，所以老年人应用降压药，用药剂量宜缓慢增加，并且以长效降压药物相对较安全。另外，老年高血压患者易发生直立性低血压，即立位收缩压会比卧位的下降超过 20mmHg，因此对于易引起直立性低血压的药物，老年人应慎用。

2. 冠心病　冠心病是冠状动脉粥样硬化性心脏病的简称，是指冠状动脉粥样硬化导致血管腔狭窄或阻塞，或（和）因冠状动脉功能性改变（痉挛）导致心肌缺血、缺氧或坏死而引起的心脏病。近年来，将冠心病分为急性冠脉综合征（acute coronary syndrome，ACS）和慢性冠脉病两大类型，其中前者包括不稳定型心绞痛（unstable angina pectoris，UAP）、非 ST 段抬高性心肌梗死（non – ST segment elevation myocardial infarction，NSTEMI）和 ST 段抬高性心肌梗死（ST segment elevation myocardial infarction，STEMI），后者包括稳定型心绞痛、冠脉正常的心绞痛、无症状性心肌缺血和缺血性心力衰竭。冠心病治疗常用的药物有抗心肌缺血药物如 β 受体阻断剂、硝酸酯类药物、钙通道阻滞剂等；预防心肌梗死、改善预后的药物如溶栓药物、抗血小板类药物、抗凝血药、他汀类药物、血管紧张素转换酶抑制剂和血管紧张素受体阻断剂等。

3. 心力衰竭　心力衰竭是由于各种心脏结构或功能性疾病导致心室充盈（或）射血能力受损而引起的一组综合征。心力衰竭分类标准很多，按照发展进程可以分为急性心力衰竭和慢性心力衰竭。常用于心力衰竭治疗的药物有利尿药、醛固酮受体拮抗剂、血管紧张素转换酶抑制剂、正性肌力药物、β 受体阻断药和各类血管扩张剂等。老年心力衰竭患者疾病特点常表现为：①症状缓和；②神经精神症状和消化道症状多见；③肾功能不全常见；④易发生水、电解质及酸碱失衡；⑤常多病共存。因此，老年人心力衰竭治疗用药需根据肾功能情况个体化调整剂量或慎用，并且新增各种临床症状应及时区分疾病进展与药物不良反应，注意监测电解质。

4. 心律失常　心律失常是由于心脏活动的起源和（或）传导障碍导致心脏搏动的频率和（或）节律产生异常。按照心律失常发生时心率的快慢，可分为快速型心律失常与缓慢型心律失常。按照心律失常的起源，可以分为室性心律失常和室上性心律失常。前者包括室性心动过速和心室颤动等，后者包括窦性心动过速、心房扑动、心房颤动等。其中心房颤动（atrial fibrillation，AF），简称房颤，是老年人中较为常见的一种心律失常，发病率高，持续时间长，且可引起严重的并发症，如心力衰竭或动脉栓塞等。常用于抗心律失常的药物有：①Ⅰ类如Ⅰ A 类药物奎尼丁、普鲁卡因胺等；Ⅰ B 类药物如利多卡因、苯妥英钠等；Ⅰ C 类药物如普罗帕酮、氟卡尼等；②Ⅱ类为 β 受体阻断剂，如普萘洛尔、美托洛尔、比索洛尔等；③Ⅲ类如胺碘酮、索他洛尔、决奈达隆等；④Ⅳ类主要是非二氢吡啶类钙通道阻滞剂，如维拉帕米和地尔硫䓬等。

二、常见心血管系统药物选择特点

常见心血管系统药物选择见表2－1。

表2－1　常见心血管系统用药选择

药物分类和名称	用药注意	用药风险	建议
地高辛	避免用作心房颤动一线药物	可能与增加死亡率有关，有其他更安全、有效的替代药物	控制心率可首选β受体阻断剂
	用于老年患者心房颤动、心力衰竭的治疗宜减量	肾脏清除率下降可增加地高辛的毒性作用，尤其是4或5期慢性肾脏疾病患者需减量	对于心房颤动或心力衰竭的治疗，每日剂量不宜超过0.125mg
	避免作为心力衰竭的一线药物	可能增加心力衰竭患者住院的风险，可能与增加死亡率有关；高剂量不增加疗效，但可能增加不良反应风险	对于慢性心衰已经应用利尿剂、ACEI（或 ARB）、β受体阻断剂和醛固酮受体拮抗剂，LVEF ≤ 45%，但仍持续有症状的患者可选用地高辛，尤其适用于伴有快速心室率的房颤患者
胺碘酮	避免用作心房颤动一线药物	胺碘酮可有效维持窦性节律，但用于心房颤动的治疗，其毒性作用高于其他抗心律失常药物	控制心率可首选β受体阻断剂；如患者合并心力衰竭或明显左心室肥大时可选用胺碘酮
决奈达隆	避免用于具有甲状腺疾病、肺间质纤维化或 Q－T 间期延长病史的患者	与多种毒性相关，包括甲状腺疾病、肺部疾病和 Q－T 间期延长	—
	永久性心房颤动、严重或近期发作的失代偿性心力衰竭患者避免使用	永久性心房颤动、严重或近期发作的失代偿性心力衰竭患者服用决奈达隆预后差	—
硝苯地平常释剂型	硝苯地平常释剂型避免作为首选降压药	具有潜在的低血压风险；可能增加诱发心肌缺血的风险	可将硝苯地平缓释制剂、控释制剂作为一线降压药
外周 α₁ 受体阻断剂：特拉唑嗪、多沙唑嗪、哌唑嗪	避免作为高血压的常规用药	出现直立性低血压的风险较高；有安全、有效性更好的降压药物	—

续表

药物分类和名称	用药注意	用药风险	建议
中枢 α 受体激动剂：利血平（ > 0.1mg/d）、胍那苄、胍法辛、甲基多巴	避免作为高血压的常规用药	出现中枢神经系统不良反应的风险较高；可能引起心动过缓和直立性低血压等不良反应	—
β 受体阻断剂	避免用于心动过缓（ < 50 次/分）、三度房室传导阻滞或完全性房室传导阻滞患者	存在完全性房室传导阻滞和心搏停止的风险	—
	避免用于频繁发生低血糖事件的糖尿病患者	容易掩盖低血糖的症状	—
非选择性 β 受体阻断剂	具有哮喘（史）或慢性阻塞性肺疾病（史）者，避免使用	引起或加重呼吸抑制	具有哮喘（史）或慢性阻塞性肺疾病（史）者可选用钙通道受体阻断剂降压
非二氢吡啶类 CCBs（钙通道阻滞剂）：地尔硫䓬、维拉帕米	合并射血分数下降的心力衰竭患者避免使用	可能促进体液潴留并加重心力衰竭	—
ACEI 或 ARB	避免用于高钾血症患者	易加重高钾血症	—
血管舒张剂（α_1 受体阻断剂、钙通道阻断剂、长效硝酸酯类、血管紧张素转化酶抑制剂、血管紧张素Ⅱ受体拮抗剂）	慎用于直立性低血压者（如反复出现收缩压下降 ≥20mmHg）	出现晕厥、跌倒的风险增加	—
阿司匹林用于心血管事件的一线预防	慎用于年龄 ≥ 70 岁的老年人	对于年龄 ≥ 70 岁的老年人，缺乏证据证实获益大于风险	病情确需使用阿司匹林者，可适当减量，如 75mg/d；如不能耐受，可用氯吡格雷替代阿司匹林
利血平	避免用于有抑郁病史者	加重抑郁	—

（周敏华　吴晓玲）

三、常见处方审核案例详解

案例 1

【处方描述】

（1）患者信息

性别：女；年龄：88 岁

（2）临床诊断

脑栓塞；原发性高血压

（3）处方

药品名称	规格	用法用量
瑞舒伐他汀钙片	10mg×7 片	10mg，po，qn
硫酸氢氯吡格雷片	75mg×7 片	75mg，po，qd
缬沙坦胶囊	80mg×14 粒	80mg，po，qd
特拉唑嗪片	2mg×28 片	1mg，po，qn

【处方问题】 药物选择不适宜：特拉唑嗪。

【处方分析】 特拉唑嗪为选择性 α_1 受体阻断剂，通过阻断 α_1 肾上腺素能受体，减少外周血管阻力，对收缩压和舒张压都有降低作用；可选择地阻断膀胱颈，前列腺腺体内以及被膜上的平滑肌 α_1 受体，松弛前列腺平滑肌，减少下尿路阻力，缓解因前列腺增生所致的尿频、尿急、排尿困难等症状。临床适用于高血压及良性前列腺增生。对于伴有前列腺增生症状的老年高血压患者选择使用 α_1 受体阻断剂，既可降低血压，又可缓解前列腺增生的症状。

直立性低血压是选择性 α_1 受体阻断剂常见的不良反应之一。良性前列腺增生患者的发生率较高血压患者高，其中老年患者较年轻患者容易发生。该患者为 88 岁高龄，发生直立性低血压风险高，应避免常规选用外周 α_1 受体阻断剂治疗高血压，且该患者同时联用其他降压药物（缬沙坦胶囊），直立性低血压的发生率明显增加。

【干预建议】 1. 建议停用特拉唑嗪，换用其他降压药，如钙离子通道拮抗剂。

2. 确需使用特拉唑嗪时应从小剂量开始、睡前服用，根据患者的疗效逐渐调整剂量，使用过程中应监测立位血压，以便及时发现直立性低血压。

案例 2

【处方描述】

（1）患者信息

性别：女；年龄：86 岁

（2）临床诊断

高血压；冠状动脉粥样硬化性心脏病；帕金森病

（3）处方

药品名称	规格	用法用量
奥美沙坦酯片	20mg×7 片	20mg, po, qd
螺内酯片	5mg×14 片	5mg, po, qd
瑞舒伐他汀钙片	10mg×7 片	10mg, po, qn
盐酸曲美他嗪片	20mg×30 片	20mg, po, tid

【处方问题】 1. 药物选择不适宜：盐酸曲美他嗪。

2. 联合用药不适宜：螺内酯＋奥美沙坦酯。

【处方分析】 曲美他嗪通过保护细胞在缺氧或者缺血情况下的能量代谢，阻止细胞内 ATP 水平下降，从而保证离子泵和透膜钠、钾流的正常运转，维持内环境的稳定。帕金森综合征是曲美他嗪的不良反应之一。2014 年国家食品药品监督管理总局提示：使用曲美他嗪治疗，应密切关注曲美他嗪导致的帕金森综合征（震颤、运动不能、张力亢进），步态不稳，不安腿综合征，其他相关运动障碍以及粒细胞缺少症、血小板减少症、血小板减少性紫癜、肝炎等不良反应。该患者已明确诊断帕金森病，应避免使用曲美他嗪。

螺内酯和奥美沙坦酯均有保钾的作用，联合用药会增加患者发生高钾血症的风险。

【干预建议】 1. 曲美他嗪非必需治疗药物，建议停用。

2. 停用螺内酯，并根据患者临床情况选择其他降压方案；若患者需要在螺内酯、奥美沙坦酯联合应用下加强降压，可考虑加用氢氯噻嗪。

案例3

【处方描述】

（1）患者信息

性别：男；年龄：62 岁

（2）临床诊断

风心病；房颤；高血压病；高尿酸血症

（3）处方

药品名称	规格	用法用量
盐酸贝那普利片	5mg×28 片	5mg, po, qd
非布司他片	40mg×7 片	40mg, po, qd
地高辛片	0.25mg×30 片	0.125mg, po, qd
达比加群酯胶囊	0.11g×10 片	0.11g, po, bid

酒石酸美托洛尔控释片　　100mg×10片　　100mg, po, qd, 早晨顿服

【处方问题】　1. 药物选择不适宜：地高辛。

2. 联合用药不适宜：地高辛＋美托洛尔。

【处方分析】　房颤治疗的基本目标之一就是控制心室率。房颤患者控制心室率的常用药物包括β受体阻断剂、非二氢吡啶类钙离子拮抗剂、洋地黄类及某些抗心律失常的药物，如胺碘酮、索他洛尔等。其中，β受体阻断剂可作为所有房颤患者长期治疗的一线药物，而洋地黄类药物为非房颤患者心室率控制的一线药物，其是否增加房颤患者死亡率尚无定论，当心房颤动合并心力衰竭时可选用地高辛。但地高辛应避免作为房颤的一线药物以免增加死亡风险。

地高辛和美托洛尔联合应用，有导致房室传导阻滞发生严重心动过缓的风险，但并不能排除处方中β受体阻断剂用于洋地黄不能控制心室率的室上性快速心律失常。

【干预建议】　与医生沟通该患者的病史和用药史，如果该患者为初发房颤，可使用β受体阻断剂美托洛尔缓释片控制心率，停用地高辛。如果确需联合用药，则用药期间密切监测患者的心率。

案例4

【处方描述】

（1）患者信息

性别：女；年龄：84岁；过敏史：磺胺类过敏

（2）临床诊断

高血压病3级；高尿酸血症

（3）处方

药品名称	规格	用法用量
呋塞米片	20mg×100片	20mg, po, bid
非布司他片	40mg×7片	40mg, po, qd
苯溴马隆片	50mg×30片	50mg, po, qd
苯磺酸左氨氯地平片	5mg×14片	5mg, po, qd
琥珀酸美托洛尔缓释片	47.5mg×7片	47.5mg, po, qd

【处方问题】　药物选择不适宜：呋塞米。

【处方分析】　磺胺类药物过敏的患者可能对多种磺胺类结构相似的药物存在交叉过敏，应避免使用有磺胺类结构相似的药物；该患者存在磺胺过敏史，呋塞米与磺胺类药物存在交叉过敏，应避免选用。

除了呋塞米以外，与磺胺类结构相似的药物还有：磺酰脲类降糖药；解热镇痛抗炎药塞米昔布；利尿药吲达帕胺、呋塞米、氢氯噻嗪等；碳酸酐酶抑制剂乙

酰唑胺及布林佐胺；抗菌药物柳氮磺吡啶、磺胺嘧啶等；痛风药物丙磺舒；砜类药物氨苯砜等。该患者均不适宜选用。

呋塞米短期用药能增加尿酸排泄，而长期用药则可使尿酸排泄减少，血尿酸升高，存在加重高尿酸血症或诱发痛风发作的风险。

【干预建议】 1. 停用呋塞米。

2. 排除用药禁忌后，可考虑使用具有降血压和降尿酸作用的氯沙坦进行降压治疗。

案例5

【处方描述】

（1）患者信息

性别：女；年龄：69

（2）临床诊断

冠心病；心功能 Ⅲ 级；高脂血症；慢性肾功能衰竭；慢性肾脏病（CKD4）期

（3）处方

药品名称	规格	用法用量
瑞舒伐他汀钙胶囊	10mg×10 粒	10mg，po，qd
盐酸曲美他嗪片	20mg×30 片	20mg，po，tid
复方 α-酮酸片	0.63g×100 片	2.52g，po，tid
骨化三醇胶丸	0.25μg×10 粒	0.25ug，po，qd
多糖铁复合物胶囊	0.15g×10 粒	0.15g，po，qd
尿毒清颗粒	5g×18 袋	10g，po，tid

【处方问题】 药物选择不适宜：瑞舒伐他汀钙。

【处方分析】 慢性肾病常伴有血脂代谢异常，增加心脑血管病的发生风险。在可耐受的前提下，推荐慢性肾病患者接受他汀类药物治疗。慢性肾病患者是他汀类引起肌病的高危人群，尤其是在肾小球滤过率（GFR）$<30ml/(min \cdot 1.73m^2)$ 时，且发病风险与他汀类剂量有关。

口服后的瑞舒伐他汀钙，约90%以原型随粪便排出，其余部分通过尿液排出，其肾毒性源于化学结构式中的磺酰胺基团，可导致类似于磺胺类药物的肾损害，轻、中度肾功能损害的患者使用该药无需调整剂量，重度肾功能不全者禁用；该患者当前为处于慢性肾脏病（CKD）4 期，属于重度肾功能不全，不宜选用瑞舒伐他汀钙。

【干预建议】 1. 该患者建议停用瑞舒伐他汀，更改为阿托伐他汀降脂治疗。阿托伐他汀主要经肝脏和（或）肝外代谢后经胆汁清除，肾功能不全的患者无需调整剂量。

2. 若单用他汀类血脂控制不佳，可考虑他汀类与依折麦布联用，加强血脂控制。

案例 6

【处方描述】

（1）患者信息

性别：男；年龄：86 岁

（2）临床诊断

脑梗死；慢性乙肝；活动性肝炎

（3）处方

药品名称	规格	用法用量
阿司匹林肠溶片	100mg×30 片	100mg，po，qd
阿托伐他汀钙片	20mg×7 片	10mg，po，qn
益肝灵软胶囊	0.33g×36 粒	0.99g，po，qd
富马酸替诺福韦二吡呋酯片	0.3g×30 片	0.3g，po，qd
甲氧氯普胺片	5mg×100 片	5mg，po，tid

【处方问题】 药物选择不适宜：阿托伐他汀钙。

【处方分析】 阿托伐他汀属亲脂性他汀，致肝损伤的类型有细胞毒型、胆汁淤积型和混合型。该药致细胞毒型肝损伤的机制可能是通过竞争性抑制 HMG CoA 还原酶，引起肝细胞染色体 DNA 断裂和细胞形态学变化，导致肝细胞凋亡所致。该药引起的肝损害与剂量明显相关，禁用于活动性肝病患者，包括原因不明的血清转氨酶持续升高和任何血清转氨酶升高超过 3 倍的正常值上限（ULN）的患者。该患者当前处于活动性肝炎，不宜选用。

【干预建议】 1. 停用阿托伐他汀钙片，改用瑞舒伐他汀或普伐他汀。瑞舒伐他汀和普伐他汀，属亲水性他汀，几乎不在肝内代谢，肝损害的发生率相较于其他他汀有所降低，且与剂量的关系不明显。

2. 确需使用阿托伐他汀的患者，应采取措施防治肝损伤，包括应用阿托伐他汀前，应检测患者肝脏功能，了解病史、其他用药及饮酒习惯等；建议从小剂量开始应用。因服用阿托伐他汀致轻中度转氨酶升高者可减少用药剂量，服用保肝利胆等药物；严重肝损伤者应立即停药并对症治疗。

案例 7

【处方描述】

（1）患者信息

性别：女；年龄：67 岁；CYP2C19 基因检测：*2/*2 型

（2）临床诊断

脑梗塞后遗症；高血压三级；抑郁症

（3）处方

药品名称	规格	用法用量
硫酸氢氯吡格雷片	75mg×7 片	75mg，po，qd
氯沙坦钾片	100mg×7 片	100mg，po，qd
泮托拉唑钠肠溶片	20mg×14 片	20mg，po，qd
盐酸氟西汀分散片	20mg×28 片	20mg，po，qd

【处方问题】　1. 药物选择不适宜：氯吡格雷。

2. 联合用药不适宜：氯吡格雷 + 氟西汀。

【处方分析】　氯吡格雷为前体药，主要依赖于 CYP2C19 代谢生成活性代谢产物，发挥抗血小板疗效。CYP2C19 基因存在多态性，其酶有四种不同的代谢类型：快代谢型（EM）；超快代谢型（UM）；中间代谢型（IM）；慢代谢型（PM）。该患者 CYP2C19 酶为慢代谢型，常规剂量的氯吡格雷在慢代谢型患者中产生的活性代谢物减少，抑制血小板聚集作用下降，形成血栓风险增加。2010 年美国食品药品管理局修改的氯吡格雷说明书中黑框警示：CYP2C19 基因型检测结果应作为医生调整治疗策略的参考。

氯吡格雷联合氟西汀治疗，氟西汀可能通过抑制 CYP2C19，氟西汀代谢物去甲氟西汀通过抑制 CYP3A4 而影响氯吡格雷的活化，从而降低该药的疗效。

【干预建议】　该患者为 CYP2C19 酶为慢代谢型，且同时使用氟西汀，使用氯吡格雷发生氯吡格雷抵抗风险极高，使用氯吡格雷可能无法达到治疗效果，建议结合患者临床情况，排除用药禁忌后，可考虑氯吡格雷替换为其他抗血小板方案（如替格瑞洛）。

案例8

【处方描述】

（1）患者信息

性别：女；年龄：76 岁

（2）临床诊断

冠心病；心律失常；甲状腺功能亢进；支原体感染

（3）处方

药品名称	规格	用法用量
盐酸胺碘酮片	0.2g×10 片	0.2g，po，bid
甲巯咪唑片	10mg×50 片	10mg，po，qd
阿托伐他汀钙片	10mg×14 片	10mg，po，qd

尼可地尔片	5mg×30 片	5mg, po, tid
克拉霉素分散片	0.125g×12 片	0.5g, po, bid

【处方问题】 1. 药物选择不适宜：胺碘酮。

2. 联合用药不适宜：阿托伐他汀钙＋克拉霉素。

【处方分析】 甲状腺功能亢进症指甲状腺腺体不适当地持续合成和分泌过多甲状腺激素而引起的内分泌疾病。胺碘酮属Ⅲ类抗心律失常药，是无机碘的潜在来源之一，其可影响甲状腺素的代谢，使甲状腺功能异常。其既可导致甲状腺功能亢进，也可导致甲状腺功能减退。特别是在老年患者和有甲状腺疾病病史的患者中。对于具有甲状腺疾病、非间质纤维化或QT间期延长病史的老年患者应避免使用胺碘酮。

阿托伐他汀钙＋克拉霉素：克拉霉素通过抑制肝脏和肠道CYP3A4显著减慢阿托伐他汀的代谢，也增加了阿托伐他汀的生物利用度，使该药发生不良反应的概率上升。

【干预建议】 1. 停用胺碘酮，改用可同时用于治疗冠心病和甲亢的β受体阻断剂来控制心率；确需使用胺碘酮的，用药前应对胺碘酮的给药潜在风险和获益进行评估。

2. 停用克拉霉素，改用对阿托伐他汀药代动力学影响不大的阿奇霉素。

案例9

【处方描述】

(1) 患者信息

性别：女；年龄：68岁

(2) 临床诊断

高血压Ⅱ级；2型糖尿病；高脂血症

(3) 处方

药品名称	规格	用法用量
硝苯地平片	10mg×100 片	10mg, po, q4h
二甲双胍肠溶片	0.25g×100 片	0.5g, po, tid
赖诺普利片	10mg×28 片	10mg, po, qd
阿托伐他汀钙片	10mg×14 片	20mg, po, qd

【处方问题】 1. 药物选择不适宜：硝苯地平。

2. 联合用药不适宜：硝苯地平＋二甲双胍、赖诺普利＋阿托伐他汀钙片。

【处方分析】 硝苯地平片为Ca^{2+}通道阻滞剂，由于其起效快，降压迅速，且半衰期短，需每天多次给药，较难平稳地控制血压。对于老年患者使用硝苯地平常释剂型，有潜在低血压、诱发心肌缺血风险，Ca^{2+}通道阻滞剂应慎用于心动过速、急性冠脉综合征及心功能不全的患者。

硝苯地平与二甲双胍合用时，可引起二甲双胍血浆浓度升高，引起血糖的波动，增加低血糖发生的危险。

有报道赖诺普利和阿托伐他汀联合使用可引起胰腺炎，不建议联合使用。

【干预建议】　1. 停用硝苯地平片，改用硝苯地平的缓释或控释剂型，或者选用其他与二甲双胍无相互作用的长效降压药，对于糖尿病、慢性肾脏疾病或蛋白尿的老年高血压患者，推荐使用对糖脂代谢影响小，副作用相对较少的血管紧张素转化酶抑制剂（ACEI）或血管紧张素Ⅱ受体阻断剂（ARB）。

2. 确需使用硝苯地平，建议选用硝苯地平缓释或控释制剂，以达到平稳降压的目的；与二甲双胍合用时建议密切监测血糖变化，必要时更改降糖药物。

3. 赖诺普利和阿托伐他汀应谨慎合用或停用阿托伐他汀，改用洛伐他汀。

案例 10

【处方描述】

1. 患者信息

性别：男；年龄：64 岁

（2）临床诊断

冠心病；心律失常；三度房室传导阻滞；急性胃炎

（3）处方

药品名称	规格	用法用量
氢氧化铝凝胶	4%（g/ml）：100ml	5ml, po, tid, ac
阿司匹林肠溶片	100mg×30 片	100mg, po, qd
盐酸普萘洛尔片	10mg×100 片	10mg, po, tid
替普瑞酮胶囊	50mg×20 粒	50mg, po, tid

【处方问题】　1. 药物选择不适宜：普萘洛尔。

2. 联合用药不适宜：普萘洛尔＋氢氧化铝凝胶、阿司匹林肠溶片＋氢氧化铝凝胶。

【处方分析】　普萘洛尔为非选择性β肾上腺受体阻断剂，临床适用于治疗心绞痛、高血压及心律失常，其能减慢心率、抑制异位起搏点自律性、减慢传导和增加房室结不应期。因此普萘洛尔禁用于急性心力衰竭、窦性心动过缓、高度窦房传导阻滞及房室传导阻滞、未安装起搏器的病态窦房结综合征。该患者三度房室传导阻滞，应避免使用普萘洛尔。

普萘洛尔与氢氧化铝凝胶合用时，氢氧化铝凝胶可降低普萘洛尔的肠吸收，普萘洛尔可通过多种机制干扰氢氧化铝的吸收或消除，使氢氧化铝的疗效受到影响。

氢氧化铝凝胶与阿司匹林肠溶片同服，可使肠溶片加快溶解，不应同用。

【干预建议】 1. 停用普萘洛尔，与临床医生沟通，重新评估患者病情，根据患者临床情况重新调整治疗方案。

2. 氢氧化铝凝胶服药后 1 小时内应避免服用其他药物，因氢氧化铝可与其他药物结合而降低吸收，影响疗效。

案例 11

【处方描述】

（1）患者信息

性别：男；年龄：73 岁

（2）临床诊断

冠心病；心动过速；支气管哮喘；慢性胃炎

（3）处方

药品名称	规格	用法用量
阿托伐他汀钙片	10mg×14 片	10mg，po，qd
吲哚洛尔片	5mg×30 片	10mg，po，tid
地高辛片	0.25mg×30 片	0.125mg，po，qd
奥美拉唑肠溶片	20mg×28 片	20mg，po，bid

【处方问题】 1. 药物选择不适宜：吲哚洛尔片。

2. 联合用药不适宜：吲哚洛尔片＋地高辛、地高辛＋奥美拉唑。

【处方分析】 吲哚洛尔是一种非选择性 β 受体阻断剂，对 β_1、β_2 受体均有阻断作用，能引起支气管收缩和痉挛，易诱发支气管哮喘，加重或引起呼吸抑制，支气管哮喘患者禁用。该患者有哮喘病史，不宜选用吲哚洛尔。

吲哚洛尔与地高辛同用，两药心脏作用相加，并可能增加地高辛的生物利用度，导致房室传导阻滞和地高辛毒性。

奥美拉唑与地高辛同用时，奥美拉唑可能增加地高辛的吸收程度，增加地高辛的毒性。

【干预建议】 1. 停用吲哚洛尔，选用胺碘酮或非二氢吡啶类 Ca^{2+} 通道阻滞剂等其他类抗心律失常药，确需使用 β 受体阻断剂的，宜选美托洛尔等选择性 β_1 受体阻断剂，并监测患者是否有哮喘发作。

2. 确需联用吲哚洛尔与地高辛时，应仔细监测心电图和地高辛的血药浓度，并相应调整剂量。

3. 停用奥美拉唑，改用与地高辛无明显相互作用的泮托拉唑。

案例 12

【处方描述】

（1）患者信息

性别：女；年龄：86 岁；近期多次出现直立性低血压

（2）临床诊断

高血压病 3 级 极高危；高钾血症；慢性肾功能不全

（3）处方

药品名称	规格	用法用量
厄贝沙坦片	0.15g×7 片	0.15g，po，qd
苯磺酸氨氯地平片	5mg×7 片	5mg，po，qd
琥珀酸美托洛尔缓释片	47.5mg×7 片	47.5mg，po，qd
阿司匹林肠溶片	25mg×100 片	150mg，po，qd

【处方问题】　药物选择不适宜：厄贝沙坦、阿司匹林肠溶片。

【处方分析】　厄贝沙坦为 ARB，能特异性地拮抗血管紧张素转换酶 1 受体（AT_1），抑制血管收缩和醛固酮的释放，产生降压作用。同时，ARB 对醛固酮分泌有抑制作用，对肾小球血流动力学也具有明确影响，能够降低肾小球滤过压，使 GFR 下降、血肌酐升高，并可降低钾的肾排泄，导致血钾增高，尤其是当患者存在肾功能损害、由于糖尿病肾损害所致的明显蛋白尿和（或）心力衰竭时。因此，在肾功能不全严重至一定程度时，ARB 的应用可能因为进一步降低 GFR 而恶化肾功能，加重肾衰竭，双侧肾动脉狭窄、高钾血症患者禁用；若使用过程中发现血钾升高（>5.5mmol/L）、eGFR 降低 >30% 或血肌酐增高 >30% 以上，应减少药物剂量并继续监测，必要时停药。

根据 Beers 标准，年龄≥70 岁的老年人群中，阿司匹林缺乏证据证实效益大于风险。该患者 86 岁高龄，不宜作为首选。

【干预建议】　1. 评估患者联用厄贝沙坦的必要性，确需联用时建议密切监测血清钾及肾功能情况，必要时停用厄贝沙坦，加用排钾利尿剂。

2. 停用阿司匹林，改用氯吡格雷或阿司匹林减量为 75mg qd。

案例 13

【处方描述】

（1）患者信息

性别：男；年龄：72 岁

（2）临床诊断

冠状动脉粥样硬化性心脏病；高血压病 3 级 极高危；高脂血症

— 19 —

（3）处方

药品名称	规格	用法用量
硫酸氢氯吡格雷片	75mg×7 片	75mg，po，qd
瑞舒伐他汀钙片	10mg×7 片	10mg，po，qd
富马酸比索洛尔片	2.5mg×18 片	2.5mg，po，qd
培哚普利叔丁胺片	4mg×30 片	8mg，po，qd（清晨餐前）
单硝酸异山梨酯缓释片	40mg×20 片	40mg，po，qd

【处方问题】 药物选择不适宜：单硝酸异山梨酯缓释片。

【处方分析】 单硝酸异山梨酯通过松弛血管平滑肌使血管扩张，可扩张外周动脉和静脉，降低心脏前后负荷，从而减少心肌耗氧量。而且，单硝酸异山梨酯可选择性扩张大冠状动脉，促进心肌血流重新分布，使冠脉灌注量增加，还能扩张冠脉狭窄部位，缓解冠脉痉挛，通过上述作用抗心肌缺血。

根据STOPP标准，直立性低血压者慎用长效硝酸酯类药物，因可能导致晕厥及跌倒风险增加。该患者近期多次出现直立性低血压，且同时服用其他降血压药物，可增强单硝酸异山梨酯缓释片的降压作用，用药期间注意监测血压，关注直立性低血压症状的出现频率及症状严重程度。常见症状包括体位性头晕目眩、黑矇感，以及伴有或不伴晕厥的跌倒。

β受体阻断剂和硝酸酯类合用，具有协同降低心脏耗氧量，对抗硝酸酯类所引起的反射性心率加快，同时，硝酸酯类药物可缩小β受体阻断剂所导致的心室容积增大和心室射血时间延长的问题，两药联用可起到取长补短的作用。

【干预建议】 评估患者使用单硝酸异山梨酯缓释片的必要性，确需使用时建议密切监测血压，如出现在倾斜台上直立或头高位倾斜至少60°时，3分钟内收缩压持续下降≥20mmHg，建议患者立即平卧，降低头部，抬高腿部。

如条件允许，建议重新评估并调整当前用药，谨慎多种降压药物的联合治疗。

案例 14

【处方描述】

（1）患者信息

性别：女；年龄：67 岁

（2）临床诊断

高血压2级 很高危；甲状腺功能减退症；焦虑抑郁状态

（3）处方

药品名称	规格	用法用量
复方利血平氨苯蝶啶片	复方×30 片	1 片，po，qd
甲状腺片	40mg×100 片	40mg，po，qd

【处方问题】 药物选择不适宜：复方利血平氨苯蝶啶片。

【处方分析】 复方利血平氨苯蝶啶片每片含氢氯噻嗪 12.5mg、氨苯蝶啶 12.5mg、硫酸双肼屈嗪 12.5mg 和利血平 0.1mg 共 4 种药物成分。其中氢氯噻嗪和氨苯蝶啶为利尿剂，硫酸双肼屈嗪为血管扩张剂，而利血平则是具有中枢和外周双重作用的交感神经抑制剂。

利血平通过影响中枢神经和外周交感神经末梢去甲肾上腺素的储存和释放而起到降压作用，临床适用于高血压危象，但其单方制剂已不推荐为一线用药。根据 Beers 标准，利血平中枢神经系统不良反应风险高，并可导致心动过缓和直立性低血压，应避免用作高血压的常规治疗。

另外利血平有加重抑郁风险。目前认为抑郁症的发病机制主要为脑内单胺类神经递质如去甲肾上腺素、5-羟色胺和多巴胺在神经突触间隙浓度失衡，导致情绪异常乃至抑郁症的发生。利血平为抗肾上腺素能降压药，可耗竭脑内肾上腺素、5-羟色胺等神经递质。长期应用会引起或加重抑郁症状，因此利血平应避免用于有抑郁病史者。

【干预建议】 建议停用利血平，可根据患者情况选用 ACEI（血管紧张素转换酶抑制剂）、ARB（血管紧张素抑制剂）、CCB（钙通道阻滞剂）、β受体阻断剂等降血压一线用药。

（谢奕丹 林江涛 高艳玲 杨佳宁）

第二节 内分泌系统药物选择不适宜案例分析

一、老年常见内分泌系统疾病

内分泌代谢疾病包括两大类。一类为代谢性疾病，多数为发病率较高的慢性疾病，如糖尿病、高脂血症、高尿酸血症、肥胖和骨质疏松等；另一类为内分泌性疾病，如甲状腺疾病、下丘脑-垂体疾病、性腺疾病、肾上腺疾病和甲状旁腺疾病等。本章节主要介绍老年 2 型糖尿病（diabetes mellitus type 2，T_2DM）特点及其用药注意事项。

2019 年的数据显示，中国≥65 岁的老年糖尿病患者数约 3550 万，居世界首位，占全球老年糖尿病患者的 1/4，且呈现上升趋势。我国 60 岁以上人群糖尿病患病率仍有随年龄增长的趋势，70 岁以后渐趋平缓。患有糖尿病的老年人有可能出现与年轻人相似的微血管并发症，但他们发生大血管并发症的绝对风险却大大高于年轻的糖尿病患者。此外，他们还具有多药治疗、功能残疾和其他常见老年综合征的高风险，包括认知障碍、抑郁、尿失禁、跌倒和持续性疼痛。由于老年患者较低的肾小球滤过率（GFR）和较低的葡萄糖输送到小管的再吸收负荷，老年患者在出现渗透性利尿之前可以耐受较高的血糖水平。所以避免低血糖、低血压和由于多药治疗引起的药物相互作用在老年糖尿病患者中比在年轻糖尿病患者中更值得关注。老年人低血糖表现，与肾上腺素能表现（震颤、出汗）相比，可能有更多是神经低血糖表现（头晕、虚弱、谵妄、意识混乱），导致对低血糖的识别延迟。这些神经低血糖症状可能被忽略或误解为原发性神经疾病（如短暂性脑缺血发作），应给予重视。

经过生活方式干预后血糖仍不达标的老年 T_2DM 患者药物治疗的原则包括：①优先选择低血糖风险较低的药物。胰岛素促分泌剂，如磺酰脲类和格列奈类，以及所有类型的胰岛素，容易导致低血糖，应谨慎使用虚弱的老年人。②选择简便、依从性高的药物，降低多重用药风险。③权衡获益风险比，避免过度治疗。④关注肝肾功能、心脏功能、并发症及伴发病等因素。

（张红雨）

二、常见内分泌系统药物选择特点

常见内分泌系统用药选择见表2-2。

表2-2　常见内分泌系统用药选择

药物分类和名称	用药注意	用药风险	建议
胰岛素制剂	应用速效或短效胰岛素且不同时使用基础或长效胰岛素的情况下，根据患者血糖水平对药物使用剂量进行调整。本建议不适用于含有基础胰岛素或长效胰岛素的方案；对于高血糖的控制，不推荐单纯使用短效或速效胰岛素	有较高的低血糖风险	避免使用
胰岛素促泌剂：磺脲类：氯磺丙脲、格列美脲、格列本脲	不作为老年人的首选降糖药物	氯磺丙脲：用于老年人半衰期延长；可导致持续性低血糖；可导致抗利尿激素异常分泌综合征；格列美脲和格列本脲：持续性低血糖风险更高	老年人使用磺脲类可选用格列齐特缓释制剂或格列吡嗪控释制剂

续表

药物分类和名称	用药注意	用药风险	建议
非磺脲类（格列奈类）：瑞格列奈、那格列奈	瑞格列奈主要经肝脏 CYP3A4 代谢，那格列奈经肝脏 CYPs（2C9，70%；3A4，30%）代谢，注意相互作用	低血糖	—
二甲双胍	对于 eGFR 为 45～59 ml/（min·1.73m²）的老年患者应考虑减量；当 eGFR < 45 ml/（min·1.73m²）时应考虑停药	可致乳酸中毒	—
噻唑烷二酮类：吡格列酮、罗格列酮	有充血性心力衰竭、骨质疏松、跌倒或骨折风险的老年患者应谨慎使用该类药物	对于无症状心力衰竭者慎用；有症状的心力衰竭者建议避免使用	合并心衰或慢性肾病的患者，建议选用 CVOT（心血管结局研究）中具有延缓心衰和（或）慢性肾病进展的 SGLT2 抑制剂
钠-葡萄糖共转运蛋白 2（SGLT2）抑制剂：达格列净、恩格列净和卡格列净	eGFR < 45ml/（min·1.73m²）时，不建议使用达格列净、卡格列净，不应使用恩格列净；eGFR < 30ml/（min·1.73m²）时禁用卡格列净和达格列净	泌尿生殖系统感染、血容量减少等	—

三、常见处方审核案例详解

案例 1

【处方描述】

（1）患者信息

性别：男；年龄：86 岁

（2）临床诊断

糖尿病；高血压；心功能不全；抑郁症

（3）处方

药品名称	规格	用法用量
盐酸吡格列酮胶囊	15mg×7 粒	30mg，po，qd
地高辛片	0.25mg×30 片	0.125mg，po，qd

诺普利片	10mg×28 片	10mg，po，qd
奥氮平片	5mg×28 片	5mg，po，qd

【处方问题】 1. 药物选择不适宜：盐酸吡格列酮。

2. 联合用药不适宜：奥氮平＋赖诺普利。

【处方分析】 吡格列酮是噻唑烷二酮类抗糖尿病药物，属胰岛素增敏剂，作用机制与胰岛素的存在有关，可减少外周组织和肝脏的胰岛素抵抗，增加依赖胰岛素的葡萄糖的处理，并减少肝糖的输出，达到延缓糖尿病进程和较长时间稳定血糖的临床疗效。吡格列酮有造成血浆容积增加和由前负荷增加引起的心脏肥大，有增加体重、水肿、加重心力衰竭、骨折的风险，因此对于患有心衰等心脏疾病患者，应避免使用吡格列酮。该患者本身存在心功能不全，不宜选用该药。

奥氮平和赖诺普利单独应用均可引起急性胰腺炎，合用增加急性胰腺炎的发生概率，应避免合用。

【干预建议】 1. 建议停用吡格列酮，改用二甲双胍或阿卡波糖等控制血糖，并密切监测血糖。

2. 避免合用奥氮平＋赖诺普利，可考虑停用奥氮平，换用其他出现胰腺炎风险较小的药物，如氟伏沙明或度洛西汀等。

案例 2

【处方描述】

（1）患者信息

性别：男；年龄：60 岁

（2）临床诊断

2 型糖尿病；慢性肾脏病 CKD4 期；高血压病

（3）处方

药品名称	规格	用法用量
盐酸二甲双胍片	0.5g×20 片	0.5g，po，tid
复方 α－酮酸片	0.63g×100 片	2.52g，po，tid
泛影葡胺注射液	20ml：12g	100ml（60%），iv（造影时）

【处方问题】 1. 药物选择不适宜：二甲双胍。

2. 联合用药不适宜：二甲双胍＋泛影葡胺。

【处方分析】 二甲双胍主要通过肾脏排泄，肾功能下降会使二甲双胍的清除能力降低，在体内蓄积过量引起乳酸性酸中毒，严重时可危及生命。中度（3b级）和严重肾衰竭或肾功能不全 [肌酐清除率 Ccr < 45ml/min 或 eGFR < 45ml/(min·1.73m^2)] 者禁用二甲双胍，该患者慢性肾脏病 CKD4 期，属于严重肾功能不全，不宜使用二甲双胍。

放射性研究中发现向血管内注射碘化造影剂会导致肾衰竭,特别是在老年患者群体中,这可能引起二甲双胍蓄积和增加乳酸酸中毒的风险。因此,接受血管内注射碘化造影剂者,应暂时停用本品。

【干预建议】 1. 停用二甲双胍,改用利格列汀等对肾功能影响较小的降糖药。

2. 避免合用二甲双胍和造影剂,确需使用两者时,对于 eGFR > 60ml/(min·1.73m^2) 的患者,在造影剂检查前或检查时必须停止服用二甲双胍,在检查完成至少 48 小时后且仅在再次检查肾功能无恶化的情况下才可以恢复服用。对于中度肾功能不全 [eGFR 在 45 ~ 60ml/(min·1.73m^2) 之间] 的患者,在注射碘化造影剂 48 小时前必须停止服用二甲双胍,在检查完成至少 48 小时后且仅在再次检查肾功能无恶化的情况下才可以恢复服用。

案例 3

【处方描述】

(1) 患者信息

性别:男;年龄:74 岁;实验室检查:ALT 209U/L,AST 88U/L

(2) 临床诊断

2 型糖尿病;肠梗阻;肝功能异常查因

(3) 处方

药品名称	规格	用法用量
甘草酸二铵肠溶胶囊	50mg×24 粒	100mg, po, tid
阿卡波糖片	50mg×45 片	50mg, po, tid, ac
瑞格列奈片	2mg×30 片	2mg, po, tid, ac
格列美脲片	2mg×15 片	2mg, po, qd

【处方问题】 1. 药物选择不适宜:阿卡波糖片、瑞格列奈。

2. 联合用药不适宜:格列美脲片 + 瑞格列奈。

【处方分析】 阿卡波糖片在肠道中抑制 α - 糖苷酶(参与双糖、寡糖和多糖的降解)的活性,用药期间由于结肠内碳水化合物酵解增加,蔗糖或含有蔗糖的食物常会引起腹部不适,患有由于肠胀气而可能恶化的疾患的患者禁用。

与肝功能正常患者相比,肝功能损伤患者可能暴露于较高浓度的瑞格列奈及其代谢产物下。因此,瑞格列奈不应当在重度肝功能异常的患者中使用。

格列美脲与瑞格列奈虽在分子结构和作用靶位上存在差别,但两者均属于胰岛素促泌剂,主要通过刺激胰岛 β 细胞释放胰岛素发挥作用,不宜联合使用,以免增加低血糖等不良反应风险。

【干预建议】 1. 暂停使用阿卡波糖片,评估患者肠梗阻的情况。肠梗阻解除后可考虑恢复使用。

2. 停用瑞格列奈或格列美脲片，建议改用二肽基肽酶4（DPP4）抑制剂/钠－葡萄糖协同转运蛋白2（SGLT2）抑制剂。

案例4

【处方描述】

（1）患者信息

性别：男；年龄：70

（2）临床诊断

2型糖尿病；高血压；心功能不全；心律失常；尿路感染

（3）处方

药品名称	规格	用法用量
厄贝沙坦胶囊	150mg×14粒	150mg，po，qd
达格列净片	10mg×14片	10mg，po，qd
苯甲酸阿格列汀片	25mg×10片	25mg，po，qd
阿卡波糖片	50mg×45片	50mg，po，tid
地高辛片	0.25mg×30片	0.125mg，po，qd
盐酸胺碘酮片	0.2g×10片	0.2g，po，bid

【处方问题】 1. 药物选择不适宜：达格列净。

2. 联合用药不适宜：阿卡波糖＋地高辛、胺碘酮＋地高辛。

【处方分析】 达格列净是SGLT2抑制剂，通过抑制SGLT2减少滤过葡萄糖的重吸收，降低葡萄糖的肾阈值，从而增加尿糖排泄。该类药物治疗可增加患者尿路感染的风险。该患者存在尿路感染，不宜选用达格列净作为首选降糖药。

阿卡波糖和地高辛联用时，阿卡波糖会影响地高辛的吸收及其生物利用度。

胺碘酮和地高辛联用时，胺碘酮可能影响地高辛组织和血浆中的再分布过程。

【干预建议】 1. 停用达格列净，改其他降糖药物，如磺酰脲类。

2. 停用阿卡波糖，改其他降糖药物，如DPP4抑制剂；确需合用阿卡波糖与地高辛时，建议密切监测地高辛的血药浓度，并根据结果调整地高辛的剂量。

3. 胺碘酮和地高辛联用时，建议密切监测地高辛的血药浓度，并根据结果调整地高辛的剂量。

（周敏华　谢奕丹　林江涛）

第三节　血液系统药物选择不适宜案例分析

随着人口的老龄化及人们生活方式、习惯的改变，血栓栓塞性疾病越来越成为全球性重大健康问题，成为导致全球人口死亡的第一位原因。血栓形成是指在一定条件下，血液有形成分在血管内（多数为小血管）形成栓子，造成血管部分或完全堵塞、相应部位血供或血液回流障碍的病理过程。根据发生血栓形成的血管类型，可分为动脉血栓、静脉血栓及微血管血栓。血栓栓塞是血栓由形成部位脱落，在随血流移动的过程中部分或全部堵塞某些血管，引起相应组织和（或）器官缺血、缺氧、坏死（动脉血栓）及淤血、水肿（静脉血栓）的病理过程。

血栓性疾病的病因可为遗传性与获得性病变，后者包括多种生理性状态、疾病以及药物因素等。血栓形成的发病机制十分复杂，早在1845年德国病理学家Virchow便提出血栓形成"三要素"学说，即血管壁的损伤、血流的紊乱和血液成分的异常。①血管壁的损伤：血管内皮细胞能生成和释放一些生物活性物质，分布具有抗血栓形成和促血栓形成作用。当血管内皮细胞因机械（如动脉粥样硬化）、化学（如药物）、生物（如内毒素）、免疫及血管自身病变等因素受损时，其抗栓和促栓机制失衡，如血小板活化因子释放增多促进血小板的黏附、聚集和活化，从而促进血栓形成。②血流的紊乱：血液是一种非牛顿流体，血流缓慢（低切变应力）导致血黏度升高，而黏度升高加重血流缓慢；凝血因子局部堆积，单核－巨噬细胞系统清除作用受限，易形成静脉血栓。当血流速度很快（高切变应力），在血管分叉处易形成湍流，造成血管壁损伤、内皮下胶原暴露、红细胞内ADP的释放及血小板的活化，易形成动脉血栓。③血液成分异常：血小板的变化、凝血因子异常、抗凝系统减弱、纤溶活性过低均有利于血栓的形成。

老年人的纤维蛋白原、凝血因子Ⅷ、凝血因子Ⅸ和其他凝血因子水平升高，同时缺少抗凝因子，血浆黏稠度增加，形成易栓基础。临床上，常见的血栓栓塞性相关疾病有易栓症、恶性肿瘤、系统性红斑狼疮、动脉粥样硬化、冠心病、高脂血症、手术创伤后、药物（肝素、避孕药等）等等。

血栓栓塞性疾病的治疗一般是去除血栓形成诱因，治疗基础疾病，主要包括药物治疗与外科手术、介入手术。药物治疗常用的药物主要有以下几类：①抗血小板药物，如阿司匹林、双嘧达莫、氯吡格雷、普拉格雷、替罗非班等；②抗凝药物，如肝素、低分子肝素、磺达肝癸钠、华法林、利伐沙班、阿哌沙班、达比加群酯等；③溶栓药物，如尿激酶、链激酶、阿替普酶等。

（庞佩珊）

一、常见血液系统药物选择特点

常见血液系统用药选择见表2-3。

表2-3　常见血液系统用药选择

药物分类和名称	用药注意	用药风险	建议
双嘧达莫	避免使用口服短效双嘧达莫（不包括含阿司匹林的复方缓释制剂）	可导致直立性低血压	可根据情况替代使用阿司匹林或氯吡格雷等
噻氯匹定	避免使用噻氯匹定	不良反应更大	可选用氯吡格雷和普拉格雷
氯吡格雷	不耐受阿司匹林时可考虑氯吡格雷，但不应作为首选	血液系统不良反应（血小板减少、中性粒细胞减少、胃肠道出血、紫癜、鼻出血、眼部出血、血尿、颅内出血）；神经系统不良反应（头痛、头晕、意识混乱、幻觉）	稳定性冠心病非血运重建患者首选小剂量阿司匹林
西洛他唑	心力衰竭者避免使用	可能促进体液潴留并加重心力衰竭	可根据患者情况选用阿司匹林或氯吡格雷
达比加群	75岁及以上老年人或Ccr<30ml/min患者慎用	年龄>75岁老年患者的消化道出血风险高于华法林，也高于其他靶向口服抗凝药的消化道出血上报率；肌酐清除率<30 ml/min患者使用此药的有效性与安全性证据不足	—
利伐沙班	75岁及以上静脉血栓或心房颤动患者应慎用	增加出血风险	—
阿哌沙班	Ccr<25ml/min避免使用	增加出血风险	—
磺达肝癸钠	Ccr<30ml/min避免使用	增加出血风险	
普拉格雷	75岁以上老年人慎用	老年患者出血风险增加	对于合并心肌梗死或糖尿病病史的高危人群，获益可能大于风险，仍可考虑使用
阿司匹林、双嘧达莫、维生素K抑制剂、直接凝血酶抑制剂或Xa因子抑制剂	慎用于存在控制不佳的重度高血压、出血倾向或近期较重的自发性出血者	存在较高出血风险	—

二、常见处方审核案例详解

案例1

【处方描述】

（1）患者信息

性别：男；年龄：85岁

（2）临床诊断：

冠心病；心律失常；慢性肾功能衰竭 CKD4 期

（3）处方

药品名称	规格	用法用量
达比加群酯胶囊	110mg×10 片	110mg，po，bid
盐酸曲美他嗪片	20mg×30 片	20mg，po，tid
盐酸胺碘酮片	0.2g×10 片	0.2g，po，qd
复方 α－酮酸片	0.63g×100 片	2.52g，po，tid
骨化三醇胶丸	0.25μg×10 粒	0.25μg，po，qd

【处方问题】 1. 药物选择不适宜：达比加群酯。

2. 联合用药不适宜：达比加群酯＋胺碘酮。

【处方分析】 达比加群酯为直接凝血酶抑制剂，属于新型口服抗凝药物，年龄＞75岁的老年患者使用达比加群酯的消化道出血风险高于华法林，也高于其他靶向口服抗凝药的消化道出血上报率。

80%达比加群酯经肾脏清除，对于中等肾功能受损以及存在其他出血高危险因素者需减少达比加群酯的剂量，避免引起出血事件；该药禁用于重度肾功能不全（Ccr＜30ml/min）患者。该患者当前85岁，且伴有慢性肾功能衰竭（CKD4期），选择该药不适宜。

达比加群是外流转运体 P－g 糖蛋白（P－gp）的底物，胺碘酮是强效 P－gp 抑制剂，会使达比加群酯的血药浓度升高，导致出血风险增加。

【干预建议】 1. 停用达比加群酯，改用其他对肾功能影响不大的口服抗凝药物，如华法林，并密切监测患者的临床情况及其 INR 值。

2. 停用胺碘酮，改用与华法林或达比加群酯无相互作用，且肾功能损害患者无需调整剂量的美托洛尔来控制心率。

案例2

【处方描述】

（1）患者信息

性别：女；年龄：74岁

（2）临床诊断

慢性心力衰竭；冠心病；脑梗死后遗症；抑郁症

（3）处方

药品名称	规格	用法用量
盐酸帕罗西汀片	20mg×20 片	20mg，po，qd
酒石酸美托洛尔控释片	25mg×10 片	25mg，po，qd
西洛他唑片	100mg×12 片	100mg，po，qd
瑞舒伐他汀钙片	10mg×14 片	10mg，po，qd
呋塞米片	20mg×100 片	40mg，po，qd

【处方问题】 1. 药物选择不适宜：西洛他唑。

2. 联合用药不适宜：帕罗西汀＋美托洛尔。

【处方分析】 西洛他唑具有血管扩张作用及抗血小板功能作用，通过抑制血小板及血管平滑肌内磷酸二酯酶活性，从而增加血小板及平滑肌内 cAMP 浓度、发挥抗血小板作用及血管扩张作用。对于心肌衰竭的老年患者有潜在体液潴留和心力衰竭加重的风险，应避免使用。

美托洛尔是最常见的 β 受体阻断剂，主要经过 CYP2D6 代谢，而帕罗西汀是 CYP2D6 抑制剂，可以减慢美托洛尔经 CYP2D6 的代谢，从而增加美托洛尔的血药浓度，进而导致严重的房室传导阻滞。

【干预建议】 1. 停用西洛他唑，可根据患者实际临床情况换用阿司匹林或氯吡格雷等抗血小板药物。

2. 避免合用帕罗西汀＋美托洛尔，确需合用时，应在开始上述药物治疗前，密切监测心电图和心率，必要时降低美托洛尔的剂量。

案例 3

【处方描述】

（1）患者信息

性别：男；年龄：68 岁

（2）临床诊断

高尿酸血症；糖尿病；冠心病

（3）处方

药品名称	规格	用法用量
富马酸比索洛尔片	2.5mg×18 片	5mg，po，bid（早上空腹）
阿司匹林肠溶片	100mg×30 片	100mg，po，bid（饭前）
格列吡嗪缓释胶囊	5mg×30 粒	5mg，po，qd（早餐前30分钟）
非布司他片	40mg×7 片	40mg，po，qd

【处方问题】　1. 药物选择不适宜：阿司匹林、比索洛尔。

2. 联合用药不适宜：阿司匹林＋格列吡嗪

【处方分析】　对痛风或高尿酸血症患者而言，使用阿司匹林应考虑对尿酸代谢的影响，阿司匹林对肾脏代谢尿酸具有双重作用：大剂量阿司匹林（＞3g/d）具有促进尿酸排泄的作用，中小剂量阿司匹林（＜2g/d）会抑制肾小管排泄尿酸而使血尿酸升高。该患者诊断为高尿酸血症，需谨慎选用阿司匹林。

比索洛尔为β受体阻断剂，可影响糖代谢，与降糖药物联合应用时，可能会掩盖儿茶酚胺介导的低血糖早期症状（如心悸、出汗），应谨慎用于代谢综合征、糖代谢异常的患者。该患者诊断为糖尿病，需谨慎选用β受体阻断剂。

阿司匹林与格列吡嗪合用，其相互竞争与血浆蛋白结合，使游离格列吡嗪药物浓度上升，增强格列吡嗪的降糖作用。

【干预建议】　1. 根据患者临床情况，考虑阿司匹林用量调整为100mg qd，注意监测尿酸及心脑血管风险，若服药期间，尿酸出现了持续的升高，建议停用阿司匹林，并考虑换用其他抗血小板药物（如氯吡格雷）。

2. 确需β受体阻断剂与降糖药物联合用药时，应注意监测患者血糖及心率变化。必要时调整药物剂量。

案例4

【处方描述】

（1）患者信息

性别：女；年龄：66岁

（2）临床诊断

巨幼细胞贫血；支原体感染

（3）处方

药品名称	规格	用法用量
叶酸片	5mg×100 片	5mg，po，tid
维生素 B_{12} 片	25μg×100 片	25μg，po，bid
硫酸亚铁含片	15mg×100 片	60mg，po，tid
盐酸多西环素分散片	0.1g×12 片	0.1g，po，bid

【处方问题】　1. 药物选择不适宜：硫酸亚铁含片。

2. 联合用药不适宜：硫酸亚铁＋多西环素。

【处方分析】　巨幼细胞贫血（megaloblastic anemia，MA）是大细胞性贫血的一个典型代表，主要由于叶酸和（或）维生素 B_{12} 缺乏引起DNA合成障碍，进而出现贫血甚至全血细胞减少。MA 的治疗以祛除病因、补充叶酸和维生素 B_{12} 为主。

铁是红细胞中血红蛋白的组成元素。缺铁时，红细胞合成血红蛋白量减少，致使红细胞体积变小，携氧能力下降，形成缺铁性贫血，口服硫酸亚铁可补充铁元素，纠正缺铁性贫血。非缺铁性贫血（如地中海贫血）患者禁用铁剂。

多西环素是螯合剂，可与多价离子形成难溶性络合物，会减少硫酸亚铁的吸收，与硫酸亚铁联合使用时，两者作用都降低或缩短，不宜同时给药。

【干预建议】 1. 暂停使用硫酸亚铁含片，完善血清铁相关检测，若患者相关检查提示存在缺铁的情况，可适当加用铁剂。

2. 避免同时使用硫酸亚铁＋多西环素，可考虑停用多西环素，改用与硫酸亚铁暂无明确相互作用的阿奇霉素；确需联用时应先给多西环素，3～4 小时后再用硫酸亚铁。

案例 5

【处方描述】

（1）患者信息

性别：女；年龄：67 岁

（2）临床诊断

冠心病；高血压；膀胱过度活动症

（3）处方

药品名称	规格	用法用量
甲磺酸多沙唑嗪缓释片	4mg×10 片	4mg，po，qn
双嘧达莫片	25mg×100 片	25mg，po，tid
呋塞米片	20mg×100 片	20mg，po，qd

【处方问题】 1. 药物选择不适宜：双嘧达莫。

2. 联合用药不适宜：呋塞米＋多沙唑嗪。

【处方分析】 双嘧达莫是一种扩张冠脉及抗血栓形成的药物，其能通过抑制心肌细胞对腺苷的摄取，兴奋腺苷酸环化酶和抑制磷酸二酯酶，增加细胞内 cAMP 含量。该药尚可增强内源性 PGI_2 的作用，对血管有扩张作用。老年患者使用口服双嘧达莫短效剂型后可能出现直立性低血压，应避免使用。

在高血压的阶梯疗法中，呋塞米不作为治疗原发性高血压的首选药物，但当噻嗪类药物疗效不佳，尤其当伴有肾功能不全或出现高血压危象时，可考虑使用呋塞米。

多沙唑嗪为外周 α_1 受体阻断剂，服药后发生直立性低血压的风险高，应避免作为高血压的常规治疗。

外周 α_1 受体阻断剂和袢利尿剂（呋塞米）联合使用会增加老年女性尿失禁

的风险，应避免用于老年女性。该患者本身就有膀胱过度活动症，联用上述药物可能会明显增加患者尿失禁的风险。

【干预建议】　1. 建议停用双嘧达莫，换用阿司匹林或氯吡格雷进行抗凝治疗。确需使用双嘧达莫时，则应密切监测患者血压。

2. 可考虑停用呋塞米，改用噻嗪类利尿剂。

3. 避免联用呋塞米＋多沙唑嗪，可考虑停用多沙唑嗪，改用其他类别的降压药。

案例 6

【处方描述】

（1）患者信息

性别：男；年龄：66 岁

（2）临床诊断

2 型糖尿病；糖尿病肾病 CKD4 期；膝关节置换术后

（3）处方

药品名称	规格	用法用量
阿哌沙班片	2.5mg×14 片	2.5mg，po，bid
沙格列汀片	5mg×7 片	5mg，po，qd
阿托伐他汀钙胶囊	10mg×10 片	10mg，po，qd

【处方问题】　1. 药物选择不适宜：阿哌沙班。

2. 用法用量不适宜：沙格列汀。

【处方分析】　阿哌沙班是一种强效、口服有效的可逆、直接、高选择性的 X_a 因子活性位点抑制剂，其抗血栓活性不依赖抗凝血酶 Ⅱ，属于新型口服抗凝药物。不同肾功能损伤患者使用新型口服抗凝药物应根据患者的内生肌酐清除率减量或停药。内生肌酐清除率＜25ml/min 的老年患者中，缺乏阿哌沙班对患者用药安全性和有效性的证据，应避免使用。该患者目前处于 CKD4 期，不宜选用阿哌沙班抗凝。

沙格列汀是二肽基肽酶-4 竞争性抑制剂，以葡萄糖依赖性的方式减少 2 型糖尿病患者空腹和餐后的血糖浓度。eGFR＜45mL/（min·1.73m²）的患者，应将剂量调整为 2.5mg qd。该患者目前处于 CKD4 期，当前剂量（5mg qd）偏高。

【干预建议】　1. 所有新型口服抗凝药物不适用于终末期肾病患者，如需抗凝治疗，仍应选择华法林，故建议停用阿哌沙班，改用其他受肾功能影响较小的口服抗凝药物，如华法林。

2. 沙格列汀剂量调整 2.5mg qd，并密切监测血糖。必要时根据患者临床情况调整血糖控制方案。

案例7

【处方描述】

(1) 患者信息

性别：男；年龄：68 岁

(2) 临床诊断

慢性肾炎；CKD4 期；血尿查因

(3) 处方

药品名称	规格	用法用量
止血敏片	0.25g×150 片	0.5g, po, tid
醋酸泼尼松片	5mg×100 片	40mg, po, qd
多糖铁复合物胶囊	0.15g×10 粒	0.15g, po, qd
尿毒清颗粒	5g×18 袋	10g, po, tid
盐酸阿米洛利片	2.5mg×30 片	2.5mg, po, qd

【处方问题】 1. 药物选择不适宜：止血敏片。

2. 药物选择不适宜：阿米洛利。

【处方分析】 肾小球性血尿是肾小球肾炎常见表现。肾小球肾炎发病机制多为免疫机制诱发的炎症反应，导致血管内皮损伤，易引起血小板的聚集高凝状态，同时又因低蛋白血症、血液浓缩，应用激素加重高凝，以上原因导致肾小球血流缓慢，附着滤过膜大分子白蛋白减少，中分子白蛋白易滤出，所以肾小球性血尿常需抗凝、抗栓、抗血小板聚集或活血化瘀治疗，而非止血药治疗。止血敏片主要成分为酚磺乙胺，通过促进凝血过程而发挥止血作用，不适用于慢性肾炎患者的血尿治疗。

阿米洛利系保钾利尿药，作用于肾脏远端小管，阻断钠－钾交换机制，促使钠、氯排泄而减少钾和氢离子分泌。该药单独使用时高钾血症较常见，严重肾功能减退、高钾血症时禁用。该患者当前处于 CKD4 期，不宜选用该药。

【干预建议】 1. 停用止血敏片，使用双嘧达莫等抗血小板药物治疗。

2. 停用阿米洛利，改用呋塞米利尿消肿。

案例8

【处方描述】

(1) 患者信息

性别：男；年龄：66 岁

(3) 临床诊断

高血压病3级，高血压性心脏病；冠心病，室性早搏，心功能Ⅱ级；高脂血症；鼻息肉；支气管哮喘；骨性关节炎

（3）处方

药品名称	规格	用法用量
阿司匹林肠溶片	100mg×30 片	100mg，po，qd
厄贝沙坦片	0.15g×7 片	0.15g，po，qd
盐酸曲美他嗪片	20mg×30 片	20mg，po，tid
瑞舒伐他汀钙片	10mg×14 片	10mg，po，qd
沙美特罗替卡松粉吸入剂	50μg/500μg×60 吸	1 吸，inh，bid

【处方问题】　药物选择不适宜：阿司匹林。

【处方分析】　阿司匹林诱发哮喘与其抑制前列腺素（PG）生物合成有关。因前列腺素合成酶（PGs）合成受阻，而由花生四烯酸生成的白三烯以及其他脂氧酶代谢产物增加，内源性支气管收缩物质增多，导致支气管痉挛，诱发哮喘。因此对于患有哮喘的患者，应避免使用阿司匹林。

对于哮喘患者，特别是合并鼻息肉或鼻窦炎的患者，应慎用阿司匹林及其他非甾体抗炎药（NSAIDs）；对于伴有发热的哮喘患者，宜选择物理降温及中药降温。

对于确诊阿司匹林哮喘的患者，必须禁用解热镇痛药及非甾体抗炎药，并避免使用含有解热镇痛成分的平喘药，必要时进行阿司匹林脱敏治疗。

【干预建议】　1. 停用阿司匹林，根据患者临床情况调整抗血小板方案（如氯吡格雷）。

2. 如果需要并监测患者消化道出血风险。

案例 9

【处方描述】

（1）患者信息

性别：男；年龄：65 岁

（2）临床诊断

痛风性关节炎；慢性肾病；肾性贫血

（3）处方

药品名称	规格	用法用量
硫酸亚铁含片	15mg×100 片	60mg，po，tid
叶酸片	5mg×100 片	5mg，po，tid
维生素 B_{12} 片	25μg×100 片	25μg，po，bid
非布司他片	40mg×7 片	40mg，po，qd

【处方问题】　药物选择不适宜：维生素 B_{12}。

【处方分析】　肾性贫血是各种肾脏病致肾功能下降时，肾脏红细胞生成素

（EPO）生成减少及血浆中一些毒性物质干扰红细胞生成并缩短其寿命而导致的贫血。治疗首选红细胞生成刺激剂（ESAs）和铁剂，作一线治疗药物；叶酸或维生素 B_1 为治疗巨幼细胞贫血的治疗药物。肾性贫血不需常规补充，只有当肾功能不全若伴发叶酸或维生素 B_{12} 缺乏时，才需要补充相应的药物。

痛风是因血尿酸水平过高导致尿酸结晶沉积在关节内而引发的一种疾病。高尿酸血症是痛风发生的基础。高尿酸血症和尿中尿酸过于饱和，使尿酸盐沉积到肾小管管腔或间质中，导致急性炎性反应。痛风患者如使用维生素 B_{12}，由于核酸降解加速，血尿酸升高，可诱发痛风发作，应加注意。该患者诊断为痛风性关节炎，需慎用维生素 B_{12}。

【干预建议】 1. 建议做维生素 B_{12} 相关检测，确定患者是否缺维生素 B_{12}，若维生素 B_{12} 水平正常，可考虑停用维生素 B_{12}。

2. 如果确实存在维生素 B_{12} 缺乏，用药过程应密切监测血尿酸，必要时加用降尿酸药物。

（周敏华　谢奕丹　林江涛）

第四节　消化系统药物选择不适宜案例分析

一、老年常见消化系统疾病

国内有研究表明，老年人以消化性溃疡、慢性胃炎、功能性消化不良和功能性便秘的发病率较高，其原因可能是老年人随着年龄的增长，胃黏膜的防御功能降低并多伴有心脑血管疾病和慢性呼吸系统疾病、糖尿病、肝硬化等慢性疾病，同时合并使用较多药物，易发生消化道疾病。

（一）消化性溃疡

老年人随着年龄的增长，消化器官及生理功能发生一系列退行性改变，疾病反应及愈合能力低下，近半数老年消化性溃疡的主诉为非特异性上腹部不适，而一部分患者以出血或者穿孔为首发症状，而且溃疡面积大，常发生并发症，病情重，死亡率高。在老年患者消化性溃疡发病中，胃溃疡比十二指肠溃疡的发病率更高，随着年龄的增长胃溃疡发生率呈现逐年增长的趋势，可能与老年人胃黏膜的退行性变有关，也可能与老年人肠上皮化生、胃窦胃体黏膜交界上移、胃窦炎、溃疡部位呈自上而下的推进特点有关。老年人十二指肠球部溃疡具有较高的发病率，由于老年人的慢性病、基础病较多、长期服用影响十二指肠部位的药物；另一方面，老年人群中萎缩性胃炎的发病率较高，会造成严重的胃酸缺乏症状，并影响十二指肠球部溃疡的发病。老年患者的文化水平、生活习惯、饮食习惯都是重要影响因素，让患者养成良好的生活和饮食习惯，注意非甾体抗炎药的使用，可以很好地预防老年消化性溃疡。

治疗上，抑酸要求是胃内 pH >3 的时间超过 18h/d。应用标准剂量 PPIs，十二指肠球部溃疡连续使用 4~6 周，胃溃疡连续使用 6~8 周。对于 Hp（幽门螺杆菌）阳性的消化性溃疡病，抗 Hp 治疗结束后，仍应继续应用 PPIs 至疗程结束。

（二）慢性胃炎

老年人慢性胃炎无特异性临床表现，有症状的老年患者较中青年患者多。症状主要表现为上腹痛、腹胀、早饱感，与消化不良症状谱相似。国内外研究结果显示，慢性胃炎常见临床表现与消化不良相似，约 40% 慢性胃炎患者有消化不良表现，部位患者内镜检查结合病理检查符合慢性胃炎诊断，但并无消化不良症状。

通常慢性胃炎患者症状的严重程度与内镜所见及病理组织学分级并不完全一致。心理因素加重患者的临床症状。老年人慢性胃炎常见病因为 Hp 感染、长期服用非甾体抗炎药（NSAIDs）、胆汁反流及其他生物、理化因素，衰老也可加重胃黏膜萎缩的发生；Hp 感染、NSAIDs、长期胆汁反流及其他生物、理化因素可导致老年人胃黏膜慢性损伤、固有层腺体萎缩和肠上皮化生，增龄加重胃黏膜的退化与萎缩。

慢性胃炎的治疗具有以下特点。

1. 老年人慢性胃炎治疗的目的是缓解症状和改善黏膜组织学异常，应尽可能针对病因，遵循个体化原则。部分无症状慢性胃炎患者，排除内镜下糜烂、出血等损伤，可以不治疗。有症状患者应尽可能针对病因，遵循个体化原则进行治疗。

2. 老年人慢性活动性胃炎伴 Hp 感染者，或长期服用 NSAIDs 的 Hp 感染者，应进行全面评估后，并酌情考虑行 Hp 根除治疗，根除方案推荐采用含铋剂四联方案。

3. 黏膜保护是老年人慢性胃炎的常用治疗方法，应加强对长期服用 NSAIDs 或伴有胆汁反流患者的黏膜保护。黏膜保护剂（如替普瑞酮、铝碳酸镁制剂、瑞巴派特等）具有增加黏液分泌、调节黏膜下血流及促进黏膜上皮修复等多重作用，是老年人慢性胃炎的常用治疗药物。对伴有胆汁反流患者，应选用有结合胆酸作用的铝碳酸镁制剂，通过结合胆酸减轻或消除反流胆汁导致的黏膜损伤。但对老年双联抗血小板（阿司匹林联合一种噻吩吡啶类药物）治疗患者的胃黏膜保护，目前建议首选 PPIs。

4. 对以上腹痛和上腹烧灼感为主要症状，尤其是伴有胃黏膜糜烂的患者，可根据症状严重程度选用抑酸剂或抗酸剂。

5. 对以上腹饱胀、恶心或呕吐等为主要症状的患者，可选用促动力药治疗。

6. 对存在与进食相关的上腹饱胀、纳差等消化功能低下症状的老年患者，可采用消化酶制剂治疗。

7. 有消化不良症状且伴明显精神、心理因素的老年慢性胃炎患者可用抗抑郁药或抗焦虑药治疗。

8. 对以上腹痛、上腹饱胀、恶心呕吐或其他消化不良症状同时存在的老年患者，可联合用药治疗。但一般针对患者主要症状，选择 2 ~ 3 种药物联用为宜。

（三）功能性消化不良

老年人上消化道结构和功能存在生理性退化，是功能性消化不良高危人群。其发病机制尚未完全阐明，目前认为主要包括动力障碍、内脏高敏感、胃酸分泌异常、精神心理因素、幽门螺杆菌感染以及一些其他因素，如生活方式、饮食结构、环境、遗传、急性胃肠炎史及老年人消化酶分泌减少等因素。临床症状有餐后饱胀、早饱感、上腹痛和上腹烧灼感。

老年人功能性消化不良的治疗目的在于迅速缓解症状，提高患者的生活质量，去除诱因，恢复正常生理功能，预防复发。功能性消化不良的治疗应依据其病理生理学异常选择个体化的治疗方案。与进餐相关的消化不良可首选促动力剂或合用抑酸剂；非进餐相关的消化不良/酸相关性消化不良可选用抑酸剂，必要时合用促动力剂。经验型治疗的时间一般为 2 ~ 4 周，无效者应行进一步检查，排除器质性疾病或调整治疗方案。促动力剂、抑酸剂（H_2 受体拮抗剂、质子泵抑制剂）是功能性消化不良的一线治疗药物。

（四）慢性便秘

慢性便秘是一种常见的老年综合征，表现为排便次数减少、粪便干结和（或）排便困难。老年人慢性便秘不仅常见，且患病率随年龄增长增加，严重影响老年患者的生活质量及身心健康。老年人慢性便秘可由多种因素引起，包括结直肠和肛门功能性疾病、器质性疾病及药物，因此，也可将老年人慢性便秘分为原发性和继发性。原发性便秘是指结直肠和肛门功能性疾病引起的便秘，继发性便秘是指器质性疾病或药物引起的便秘。慢性功能性便秘是老年人最常见的便秘类型。

老年人慢性便秘的处理具有以下特点。

1. 生活方式调整　足够的膳食纤维摄入、足够的水分摄入、合理运动和建立正确的排便习惯。

2. 药物治疗　药物有容积性泻药、渗透性泻药、刺激性泻药、润滑性药物、促动力药、促分泌药和微生态制剂。药物治疗时应注意的问题是以生活方式调整为基础；梯度用药，依次为容积性泻药或渗透性泻药、促分泌药、刺激性泻药，在此基础上，可视病情需要联合用药；慢传输型患者可加用促动力药物，出口梗阻型便秘以及粪便干结、粪便嵌塞者加用或首用灌肠剂等；对轻度和中度慢性便秘患者，尤其是合并有高血压、心肾功能不全及衰弱的老年患者，应慎用含镁、磷酸、钠、钾等的渗透性泻盐，宜选用温和、安全的乳果糖等泻药，一种药物疗效不佳时，可联合应用通便药；注意识别粪便嵌塞所致的假性腹泻，常发生于粪便嵌塞的老年虚弱患者，粪块长久嵌塞在直肠壶腹部，导致直肠壶腹部扩张、直肠括约肌松弛，粪块上部稀便自粪块周围间断或持续下泻。

（徐巧芬）

二、常见消化系统药物选择特点

常见消化系统用药药物选择见表2-4。

表2-4　常见消化系统用药药物选择

药物分类和名称	用药注意	用药风险	建议
甲氧氯普胺	老年人避免使用	可导致锥体外系反应，包括迟发型运动障碍，体弱老年人风险更高	尽量避免使用，尤其是帕金森病者，但胃轻瘫患者可应用
多潘立酮	老年人应慎用	国外有多潘立酮导致心脏猝死和严重心律失常的报道	老年患者使用本品应谨慎，60岁以上人群应用多潘立酮时，应控制疗程，剂量不宜超过30mg/d，且建议仅用于缓解恶心和呕吐症状
质子泵抑制剂（PPI）	连续用药时间不应超过8周	长期用药，艰难梭状芽孢杆菌感染、骨质流失和骨折风险增加	可用于高危人群（如口服糖皮质激素或长期使用非甾体抗炎药、腐蚀性食管炎、Barrett食管炎、病理性胃酸分泌过多）；或有证据表明需要持续治疗者（如药物终止试验失败或H_2受体阻断剂治疗失败）

药物分类和名称	用药注意	用药风险	建议
西咪替丁	老年人慎用	神经系统不良反应较大（如意识障碍、谵妄）；且比其他 H_2 受体阻断剂有更多的相互作用	确需使用 H_2 受体阻断剂，可选用相对安全的法莫替丁、雷尼替丁
含铝抗酸剂	有替代药物的情况下，不优先选用	加重便秘	优先选用 PPI、H_2 受体阻断剂

三、常见处方审核案例详解

案例1

【处方描述】

（1）患者信息

性别：男；年龄：69 岁

（2）临床诊断

帕金森病；高脂血症；急性胃肠炎

（3）处方

药品名称	规格	用法用量
多巴丝肼片	$0.25g \times 40$ 片	0.125g，po，qid
甲氧氯普胺片	$5mg \times 100$ 片	5mg，po，tid
替普瑞酮胶囊	$50mg \times 20$ 粒	50mg，po，tid
氟伐他汀钠缓释片	$80mg \times 7$ 片	80mg，po，qd
奥美拉唑肠溶片	$20mg \times 28$ 片	20mg，po，bid

【处方问题】 1. 药物选择不适宜：甲氧氯普胺。

2. 联合用药不适宜：氟伐他汀 + 奥美拉唑。

【处方分析】 甲氧氯普胺为多巴胺第 2 受体拮抗剂，同时还具有 5 - 羟色胺第 4 受体激动效应，对 5 - HT_3 受体有轻度抑制作用。2015 年 CFDA 发布"警惕甲氧氯普胺引起的锥体外系反应"，提示关注甲氧氯普胺引起的锥体外系反应。老年患者（尤其是帕金森患者）长期大量应用甲氧氯普胺，容易出现锥体外系症状，包括迟发性运动障碍，应避免使用。

氟伐他汀和奥美拉唑联合使用时，两者存在底物水平竞争 CYP2C19 的代谢，会造成氟伐他汀的生物利用度增加，不建议联合使用。

【干预建议】 1. 建议停用甲氧氯普胺，改用锥体外系反应发生率较低的胃肠动力药莫沙必利。

2. 避免联合使用氟伐他汀和奥美拉唑，必要时可考虑停用奥美拉唑，换用相互作用较少的泮托拉唑。

案例2

（1）患者信息

性别：女；年龄：74岁

（2）临床诊断

慢性胃炎；便秘

（3）处方

药品名称	规格	用法用量
枸橼酸莫沙必利片	5mg×36片	5mg，po，tid，ac
雷贝拉唑钠肠溶胶囊	20mg×7粒	20mg，po，qd
硫糖铝口服液	200ml：20g	10ml，po，tid
替普瑞酮胶囊	50mg×20粒	50mg，po，tid

【处方问题】 1. 药物选择不适宜：硫糖铝。

2. 联合用药不适宜：硫糖铝、雷贝拉唑。

【处方分析】 硫糖铝是一种胃黏膜保护剂，能在酸性环境下，解离出硫酸蔗糖复合离子，复合离子聚合成不溶性的带负电荷的胶体，能与溃疡面带正电荷的蛋白质渗出物相结合，形成一层保护膜覆盖于溃疡面，促进溃疡愈合。较常见的不良反应是便秘；少见或偶见的有腰痛、腹泻、眩晕、昏睡、口干、消化不良、恶心、皮疹、瘙痒以及胃痉挛。该患者诊断为便秘，使用该药可能会加重便秘，该类患者应避免使用。

雷贝拉唑为质子泵抑制剂，用药后可抑制胃酸分泌，硫糖铝需经胃酸水解后才能发挥作用，两者合用可能使硫糖铝疗效降低。

【干预建议】 1. 评估铝剂使用的必要性，便秘患者尽量避免选用，确需使用时可考虑选用铝碳酸镁。铝碳酸镁中铝的致便秘作用和镁的导泻作用可相互抵消，降低便秘的风险，必要时需加用其他药物对抗便秘。

2. 确需联合使用硫糖铝和雷贝拉唑时，建议可将雷贝拉唑肠溶胶囊安排在餐前服用，铝剂安排在餐后1~2小时后服用，服用铝剂后1~2小时内避免服用其他药物。

案例3

（1）患者信息

性别：男；年龄：73岁

（2）临床诊断

抑郁症；急性上消化道出血；高血压

（3）处方

药品名称	规格	用法用量
马来酸氟伏沙明片	50mg×30 片	50mg, po, qn
卡托普利片	25mg×100 片	25mg, po, tid
西咪替丁片	0.4g×20 片	0.4g, po, bid
舒肝解郁胶囊	0.36g×28 粒	0.72g, po, bid
铝碳酸镁片	500mg×20 片	500mg, po, tid

【处方问题】 1. 药物选择不适宜：西咪替丁、卡托普利片。

2. 联合用药不适宜：西咪替丁、卡托普利。

【处方分析】 西咪替丁为特异竞争性的 H_2 受体拮抗剂。对于老年患者，西咪替丁能引起精神系统不良反应，包括意识障碍、谵妄；比起其他 H_2 受体拮抗剂，西咪替丁的药物相互作用更多。因此对于老年精神病患者，建议慎用或避免使用西咪替丁。而且，对于急性上消化道出血患者，质子泵抑制剂的防治效果可能优于 H_2 受体拮抗剂。

卡托普利片是常见的短效降压药，降压起效快，舌下含服20分钟起效，一般维持4个小时，但维持疗效需多次服药，体内药物浓度波动大，导致对控制血压的稳定性差，一般建议用于急症的高血压短期含服，不建议长期服用。

西咪替丁与卡托普利合用有可能引起精神症状，该患者诊断为抑郁症，不宜联用上述药物。

【干预建议】 1. 停用西咪替丁，可改用对老年精神病患者影响较小的质子泵抑制剂。

2. 停用卡托普利，根据患者情况选择长效 ACEI（如依那普利、培哚普利等）或改用其他类别的降压药。

案例 4

（1）患者信息

性别：男；年龄：72 岁

（2）临床诊断

十二指肠球部溃疡 A_1，幽门螺杆菌阳性；慢性阻塞性肺疾病

（3）处方

药品名称	规格	用法用量
乳酸左氧氟沙星片	0.2g×12 片	0.2g, po, bid
枸橼酸铋钾胶囊	0.3g:0.11g×20 粒	1 粒, po, qid

| 泮托拉唑钠肠溶胶囊 | 40mg×14 粒 | 40mg，po，qd |
| 茶碱缓释片 | 0.1g×24 片 | 0.2g，po，bid |

【处方问题】 1. 药物选择不适宜：左氧氟沙星。

2. 联合用药不适宜：左氧氟沙星、茶碱。

【处方分析】 幽门螺杆菌（helicobacter pylori，Hp）是一种革兰染色阴性螺旋状细菌。Hp 从口腔进入人体后特异地定植于胃型上皮，定植后机体难以自发清除，从而造成持久或终生感染。Hp 对克拉霉素、甲硝唑和左氧氟沙星的耐药率呈上升趋势，导致传统三联方案根除率不断降低，在我国大部分地区传统方案不再适合作为一线 Hp 根除方案。

该患者十二指肠球部溃疡、幽门螺杆菌阳性，有使用抗菌药物指征，但左氧氟沙星在治疗幽门螺杆菌中耐药率高，含左氧氟沙星的方案已不作为初次治疗方案，因此不推荐单用及首选使用。

左氧氟沙星可降低茶碱清除率，增高其血药浓度，当茶碱与上述药物伍用时，应适当减量。

【干预建议】 1. 建议根据患者情况更改抗 Hp 方案，目前 Hp 的治疗推荐含铋剂的四联疗法是标准剂量质子泵抑制剂＋标准剂量铋剂（2 次/天，餐前半小时口服）＋2 种抗菌药物（餐后口服）。

2. 左氧氟沙星联用茶碱时，应监测茶碱的血药浓度并根据结果调整茶碱剂量。

（周敏华　谢奕丹　林江涛）

第五节　神经系统药物选择不适宜案例分析

一、老年常见神经系统疾病

随着年龄的增长，老年人更易出现脑神经细胞减少、脂褐质沉积、轴突萎缩、脑血管内膜增生、脑神经纤维变性等变化，进而导致老年人脑循环阻力增大、神经生理功能减退等，临床表现为痴呆、脑卒中、帕金森病和老年抑郁症等。所以老年神经系统疾病用药主要以治疗上述疾病为主。

1. 脑卒中 脑卒中包括缺血性脑卒中和出血性脑卒中，具有高发病率、高致残率、高致死率、高复发率的特点。缺血性脑卒中（又称脑梗死）占全部脑卒中的60%～80%，其发病主要与脑动脉粥样硬化以及栓子脱落随血液进入脑动脉阻塞血管有关。治疗上可结合发病时间及发病机制予以药物溶栓、抗血小板、抗凝、降脂、改善脑循环、控制癫痫等治疗。老年卒中患者可能合并消化道疾患、肝肾功能及多种共患病，相较年轻患者使用抗血小板药物及抗凝药物出现颅内出血、消化道出血的风险更高，所以老年人使用上述药物时需评估卒中及出血风险并结合肝肾功能调整剂量。

2. 痴呆　痴呆是一种以认知功能减退为特征的疾病，包括阿尔茨海默病、血管性痴呆、帕金森痴呆、额颞叶痴呆等。其中阿尔茨海默病占痴呆症患者人数的 50%~60%，其发病目前认为与大脑 β 淀粉样蛋白沉积形成老年斑，tau 蛋白过度磷酸化造成神经纤维缠结以及神经元丢失有关。血管性痴呆占痴呆的 20%，发病率仅次于阿尔茨海默病，其发病多与小动脉硬化、脑淀粉样血管病等脑小血管病有关。痴呆的治疗包括改善认知功能障碍及改善精神行为症状。存在认知功能障碍的患者除可使用胆碱酯酶抑制剂（多奈哌齐、卡巴拉汀、石杉碱甲等）、离子型谷氨酸受体拮抗剂（如美金刚）或麦角生物碱类制剂（如尼麦角林）外；仍需避免使用抗胆碱能药、苯二氮䓬类药物以免加重认知功能障碍。

3. 帕金森病　帕金森病是发生在中老年人群中以中脑黑质多巴胺神经元进行性退变为主、多系统受累的缓慢进展的神经系统变性疾病。流行病学数据显示其患病率随年龄增长，我国 65 岁以上人群帕金森病的患病率可达 1700/10 万。帕金森病除出现运动迟缓、静止性震颤等运动症状，可同时合并自主神经障碍、认知和精神障碍等非运动症状。临床用药除需改善运动症状，还需针对非运动症状进行特异性治疗。苯海索为抗胆碱能药，通过阻断纹状体胆碱能通路，从而调节乙酰胆碱和多巴胺的平衡，改善患者运动症状；但有研究显示抗胆碱能药物通过影响胆碱能传递促使急性或慢性认知障碍的形成。因此对于老年人应慎用苯海索，以免加重认知障碍。另外拟多巴胺药（如左旋多巴）有致直立性低血压的副作用，若用于合并直立性低血压的帕金森病患者，需谨慎使用。

帕金森病患者可能出现幻觉等精神症状，临床可使用抗精神病药物改善症状。目前抗精神病药物分为典型抗精神病药、非典型抗精神病药。典型抗精神病药作用靶点多样，阻断脑内多巴胺 D_2 受体的同时，可作用于组胺 H_1 受体、毒蕈碱 M 受体，从而引起锥体外系反应、认知障碍、镇痛等副作用。因此对于合并精神症状的帕金森病患者不宜选择典型抗精神病药，如需用药可选择非典型抗精神病药如氯氮平、喹硫平。

4. 睡眠障碍　失眠症是以频繁而持续的入睡困难或睡眠持续困难为特征的一类疾病，是最常见的睡眠障碍性疾患，可增加患者痛苦和焦虑抑郁等情绪，导致短期记忆困难、注意力涣散、反应时间增加及表现下降。研究显示年龄为失眠的显著危险因素，老年人慢性失眠症患病率可达 38.2%。老年人慢性失眠症的病因除包含原发性失眠，常可继发于躯体疾病（如心脑血管疾病、肌肉骨骼疾病）、药物（如咖啡因、氨茶碱、麻黄素等）或其他精神障碍（如阿尔茨海默病、抑郁症等）。目前临床上用于失眠的药物包括苯二氮䓬类、非苯二氮䓬类、褪黑素及褪黑素受体激动剂、食欲素受体拮抗剂、抗抑郁药物等。老年人由于对苯二氮䓬类药物敏感性增高，服用此类药物出现共济失调、意识模糊、肌张力下降的风险较大，因此老年人避免使用苯二氮䓬类，可选用非苯二氮䓬类药物（右佐匹克隆、唑吡坦）、褪黑素受体激动剂、食欲素受体拮抗剂及小剂量多塞平。

5. 抑郁症　老年期抑郁症主要指 60 岁以上的抑郁症患者，是老年人最常见的健康问题之一。据 WHO 报道，老年期抑郁症的发病率可达 10% ~20%。老年抑郁症发病机制较复杂，可能与心理因素、复杂社会环境因素、遗传、大脑解剖结构和病理改变等有关。有研究认为老年抑郁的某些亚型与神经退行性病变或脑血管疾病引起的额叶皮质下环路（具体是纹状体 - 苍白球 - 丘脑 - 皮层通路）损害有关。老年抑郁症的临床表现多样化，除表现心境低落、快感缺失等核心症状外，常合并焦虑/激越、慢性疼痛、精神病性症状、认知功能损害及睡眠障碍等症状。目前抑郁症的治疗包括心理治疗、药物治疗及生物物理治疗。药物治疗是抑郁症的主要治疗手段，老年人使用抗抑郁药物需注意以下问题。①老年人对抗抑郁药的敏感性增加。②应从小剂量开始治疗，治疗剂量调整为成人剂量的 1/3 ~1/2 为宜。抗抑郁药的起效较慢，老年患者药物应答时间更长，可能需要 8 ~12 周甚至 16 周治疗才能充分显现抗抑郁疗效。

6. 癫痫　癫痫是常见的神经系统慢性疾病之一，其可在任何年龄发病，儿童、老年是两个发病的高峰年龄段。老年期的癫痫发病原因与儿童及青少年不同，目前认为主要与脑血管意外、脑肿瘤、代谢性疾病以及变性病有关。治疗癫痫可采用病因治疗、药物治疗及手术治疗等。目前临床上常用抗癫痫药物包括传统抗癫痫药物如丙戊酸钠、卡马西平、苯妥英钠等，以及新型抗癫痫药物如拉莫三嗪、左乙拉西坦、托吡酯等。老年癫痫患者由于生理、病理的改变，选择抗癫痫药物时除需考虑癫痫分型外，还需注意以下方面。①老年患者常合并肝肾功能异常；以及老年患者对抗癫痫药的副作用更敏感，更易出现跌倒、意识模糊、步态障碍、镇静等副作用。因此老年癫痫患者应以低剂量药物开始抗癫痫治疗，并维持较低的有效治疗剂量。②部分抗癫痫药物为肝药酶诱导剂或肝药酶抑制剂，对合并多种慢性病的老年癫痫患者选药尤需关注 AED 与非 AEDs 间的相互作用。③绝经后老年女性为骨质疏松的高危人群，研究表明部分抗癫痫药（如苯妥英、卡马西平、苯巴比妥）会增加骨丢失率，从而增加骨损伤和骨折的风险。所以绝经后老年女性应避免使用具有上述风险的药物，并予补充维生素 D 及钙剂。

二、常见神经系统药物选择特点

常见神经系统用药选择见表2-5。

表2-5 常见神经系统用药选择

药物分类和名称	用药注意	用药风险	建议
苯二氮䓬类（短效和中效）：阿普唑仑、艾司唑仑、劳拉西泮、奥沙西泮、替马西泮、三唑仑	对于失眠、激动或谵妄，尤其是痴呆或认知功能受损者应避免使用	老年人对苯二氮䓬类药物敏感性增高，对长效制剂的代谢减慢；增加老年人认知功能受损、谵妄、跌倒、骨折和交通事故的风险；更长疗程无指征；有造成长时间镇静、意识障碍、损害平衡能力、跌倒、发生交通事故的风险	可能适用于以下情况：癫痫、快动眼睡眠障碍、苯二氮䓬类药物戒断综合征、酒精戒断综合征、严重广泛性焦虑障碍、围手术期麻醉；病情确需使用时，疗程建议不超过4周，如超过4周时，所有苯二氮䓬类的药物应逐渐减量，因突然停药会出现戒断综合征
苯二氮䓬类（长效）：氯硝西泮、地西泮、氯氮䓬、氟西泮、夸西泮	尽量避免使用，但可能适用于癫痫、快动眼睡眠障碍、苯二氮䓬类药物戒断综合征、酒精戒断综合征、严重广泛性焦虑障碍和围手术期麻醉	老年人对苯二氮䓬类药物敏感性增高；对长效制剂的代谢减慢；有增加老年人认知功能受损、谵妄、跌倒、骨折等风险	—
非苯二氮䓬、苯二氮䓬受体激动剂：右旋佐匹克隆、唑吡坦、扎来普隆	老年失眠患者可使用右旋佐匹克隆、唑吡坦，但使用时间不超过90天	不良反应类似于苯二氮䓬类药物（谵妄、跌倒、骨折）；可能增加急诊就诊率和住院率；催眠及延长睡眠时间的效果差	—
单独或联合使用抗抑郁药：帕罗西汀、阿米替林、多塞平（>6mg/d）、地昔帕明、去甲阿米替林、普罗替林、曲米帕明	老年人避免使用	抗胆碱能作用强，导致镇静及直立性低血压	文拉法辛、度洛西汀可作为SSRIs的替代治疗，氟伏沙明亦可选择；选择性5-羟色胺再摄取抑制剂（SSRIs）如舍曲林、西酞普兰、艾司西酞普兰可作为老年抑郁患者一线治疗药物，但仍应警惕抗胆碱能等不良反应

药物分类和名称	用药注意	用药风险	建议
氟西汀	慎用	神经不良反应（失眠、头晕、意识不清、烦乱、激动）；低钠血症；半衰期长	—
奥氮平	—	神经系统不良反应（镇静时间延长、认知功能障碍）；锥体外系和抗胆碱能不良反应（帕金森症、肌张力减退）；跌倒；增加精神病患者的病死率	—
度洛西汀	Ccr<30ml/min者避免使用	增加胃肠道不良反应（恶心、腹泻）	—
三环类抗抑郁药	三环类抗抑郁药避免作为抗抑郁一线治疗药物	抗胆碱能和心血管等不良反应；TCAs比选择性5-羟色胺重摄取抑制剂（SSRIs）或选择性去甲肾上腺素重摄取抑制剂（SNRIs）有更多的不良反应	避免用于有跌倒或骨折史、直立性低血压、青光眼或慢性便秘者；可选用相对更安全的SSRIs或选择性去甲肾上腺素重摄取抑制剂
5-羟色胺重摄取抑制剂	避免用于目前或近期血清Na⁺<130mmol/L者	存在加重或诱发低钠血症的风险	—
抗精神病药（长期或临时使用）	避免使用抗精神病药物治疗痴呆所致行为异常及谵妄	因其中枢神经系统不良反应可增加痴呆患者脑血管意外（卒中）及死亡风险	当药物治疗（如行为干预）无效或不可行，并且老年患者对自己或他人造成威胁时，可考虑使用
所有抗精神病药（除阿立哌唑、喹硫平、氯氮平之外）	避免用于帕金森病	多巴胺受体拮抗剂可能加重帕金森病症状	可选用对帕金森病的可能性较小的喹硫平、阿立哌唑、氯氮平

三、常见处方审核案例详解

案例 1

【处方描述】

（1）患者信息

性别：男；年龄：72 岁

（2）临床诊断

三叉神经痛

（3）处方

药品名称	规格	用法用量
洛索洛芬钠片	60mg×14 片	60mg, po, bid
甲钴胺片	0.5mg×21 片	0.5mg, po, tid
加巴喷丁胶囊	0.1g×63 粒	0.3g, po, tid

【处方问题】 1. 适应证不适宜：洛索洛芬钠片。

2. 药物选择不适宜：老年人应慎用或避免使用加巴喷丁胶囊、洛索洛芬钠片。

【处方分析】 根据《三叉神经痛诊疗中国专家共识》（2015），卡马西平治疗三叉神经痛的疗效确切（A级证据，强烈推荐）。奥卡西平治疗原发性三叉神经痛可能有效（B级证据，推荐）。加巴喷丁、拉莫三嗪、匹莫齐特可以考虑用于辅助治疗原发性三叉神经痛疼痛（C级证据）。其他镇痛药物缺乏证据。因此，选用洛索洛芬钠片作为镇痛药物属于适应证不适宜用药。

根据 Beers 标准，老年人使用加巴喷丁属潜在不适当用药，应慎用或者避免用药。此外，老年人往往肾功能下降，加巴喷丁在用药剂量上应慎重，对肾功能不全患者应根据肌酐清除率调整用药剂量。Ccr < 30ml/min 时，避免服用。

洛索洛芬钠片等非甾体抗炎药可引起胃肠道反应、消化道出血、肾功能损害、肝功能损害、充血性心衰、诱发哮喘发作等不良反应，应慎用。

【干预建议】 建议用卡马西平或奥卡西平替代洛索洛芬钠片，但要注意用药剂量。此外，在用药前及用药期间定期检查肝肾功能及电解质水平。根据肝肾功能，基础疾病的情况来调整用药方案。

案例2

【处方描述】

（1）患者信息

性别：男 ；年龄：66 岁

（2）临床诊断

抑郁症；前列腺增生

（3）处方

药品名称	规格	用法用量
盐酸氟西汀分散片	20mg×14 片	20mg, po, qd
盐酸阿米替林片	25mg×28 片	25mg, po, bid
非那雄胺片	5mg×14 片	5mg, po, qd
盐酸坦索罗辛缓释胶囊	0.2mg×14 粒	0.2mg, po, qd

【处方问题】 1. 药物选择不适宜：老年人应慎用或避免使用氟西汀、阿米

替林等。

2. 联合用药不适宜：氟西汀、坦索罗辛合用不适宜。

【处方分析】 根据《中老年人潜在不适当用药目录》（2017 年），氟西汀属老年人不适当用药。氟西汀常有消化系统和神经系统（包括失眠、头晕、意识错乱、烦乱、躁狂、激动）及低钠血症等不良反应，半衰期长（4~6 天），且有骨质疏松风险。因此，老年人使用不适宜。

阿米替林属三环类抗抑郁药。根据 Beers 标准，由于阿米替林抗胆碱作用强，易导致镇静及直立性低血压等，老年人用药易致跌倒，应避免使用。此外，阿米替林还可导致排尿困难，可加重前列腺增生的症状，也不建议使用阿米替林。

氟西汀可增加坦索罗辛的血药浓度，应减少或避免合用，并监测药物的毒性症状。

【干预建议】 建议选择 5－羟色胺再摄取抑制剂（SSRIs）如舍曲林、西酞普兰、艾司西酞普兰可作为老年抑郁障碍患者一线治疗用药。但停用氟西汀时应注意撤药症状，停药时应以逐步减量为宜。

案例 3

【处方描述】

（1）患者信息

性别：女；年龄：78 岁

（2）临床诊断

阿尔茨海默症；帕金森症；慢性肾脏病（CKD4 期）

（3）处方

药品名称	规格	用法用量
石杉碱甲片	$50\mu g \times 28$ 片	$100\mu g$，po，bid
多巴丝肼片	$0.25g \times 14$ 片	$0.25g$，po，tid

【处方问题】 药物选择不适宜：石杉碱甲片、多巴丝肼片。

【处方分析】 根据石杉碱甲片及多巴丝肼片的说明书中禁忌证项，肾功能不全患者均为禁用，多巴丝肼用于不宁腿综合征透析患者除外。

口服石杉碱甲有较高的生物利用度（96.6%），易通过血－脑屏障，作用持续时间长，药物在肾脏和肝脏中含量高，使用时应严格掌握适应证和禁忌证，老年患者肾功能往往下降，使用本品时应特别注意。

多巴丝肼是左旋多巴和苄丝肼组成的复方制剂。左旋多巴是多巴胺生物合成的中间产物，是多巴胺前体，在芳香族L－氨基酸脱羧酶的作用下生成多巴胺。苄丝肼在小肠黏膜和肝脏中通过羟基化作用生成三羧基苄丝肼。这种代谢产物是一种有效的芳香族氨基酸脱羧酶抑制剂。左旋多巴和苄丝肼按4:1制成最佳疗效的复方制剂。苄丝肼的代谢产物主要由尿液排泄（64%）。肾功能不全为本品的禁忌证。

【干预建议】　建议选择同为胆碱酯酶抑制剂（ChEI）且不受肾功能清除影响的多奈哌齐片替代石杉碱甲片，建议选择卡左双多巴缓释片替代多巴丝肼片。但停用多巴丝肼时应注意撤药症状（骤然停药可导致类抗精神病药恶性综合征反应如高热、肌肉强直、心理改变以及血清肌酐磷酸激酶增高等），停药时应逐步减量为宜。

案例4

【处方描述】

（1）患者信息

性别：女；年龄：68岁

（2）临床诊断

精神分裂症；高血压；高脂血症；2型糖尿病

（3）处方

药品名称	规格	用法用量
奥氮平片	5mg×28片	10mg，po，qd
瑞舒伐他汀钙片	10mg×28片	20mg，po，qd
赖诺普利片	10mg×14片	10mg，po，qd
盐酸二甲双胍片	0.5g×42片	0.5g，po，qd

【处方问题】　1. 药物选择不适宜：奥氮平。

2. 联合用药不适宜：奥氮平、赖诺普利。

【处方分析】　奥氮平属抗精神病药，作用于多种受体系统。根据Beers标准，因奥氮平存在的不良风险大于预期获益，老年人应慎用或避免使用。奥氮平常见的不良反应有步态不稳和跌倒，肺炎、体温升高、乏力、红斑、视幻觉和尿失禁等也较常见，老年人用药风险较高。此外，奥氮平可导致食欲增加，引起血糖水平升高、甘油三酯水平升高、体重增加等。糖尿病、高甘油三酯血症、肥胖患者也应尽量避免使用。

奥氮平是一种非典型抗精神病药，经由CYP1A2酶代谢，与较多药物有不良相互作用。赖诺普利具有血管紧张素转化酶抑制作用，其与奥氮平应谨慎或避免合用，合用可导致毒性增加。两者均可引起胰腺炎，合用增加胰腺炎发生可能。无法避免时应注意监测胰腺炎症状和体征。

【干预建议】　建议谨慎选择奥氮平作为老年精神分裂患者治疗药物。停用奥氮平时应注意撤药症状，停药时应以逐步减量为宜。糖尿病患者使用赖诺普利时应注意监测血钾升高情况。

案例 5

【处方描述】

（1）患者信息

性别：女；年龄：65 岁

（2）临床诊断

抑郁症；睡眠障碍；急性咽炎

（3）处方

药品名称	规格	用法用量
富马酸喹硫平片	25mg×14 片	50mg，po，qd
琥乙红霉素胶囊	0.25g×36 粒	0.5g，po，tid
艾司唑仑片	1mg×7 片	1mg，po，qn

【处方问题】 1. 药物选择不适宜：老年人应慎用或避免使用苯二氮䓬类安眠药。喹硫平慎用于老人。

2. 联合用药不适宜：喹硫平、琥乙红霉素。

【处方分析】 喹硫平属抗抑郁药，用于双向情感障碍、广泛性焦虑、严重抑郁障碍、双相 I 型障碍躁狂发作、精神分裂症等。根据 Beers 标准，因喹硫平存在潜在的风险，老年人应慎用或避免使用。喹硫平可能引起直立性低血压导致跌倒、低钠血症、脑血管意外或者死亡风险。避免用于有心律失常病史的患者，禁用于有跌倒或骨折病史，或者认知功能受损的老人。

根据 Beers 标准，苯二氮䓬类安眠药应谨慎或避免用于老人，因为老年人对苯二氮䓬类药物敏感性增高，对长效制剂的代谢减慢；苯二氮䓬类增加老年人认知功能受损、谵妄、跌倒、骨折和交通事故的风险。

喹硫平与大环内酯类抗菌药物特别是红霉素、琥乙红霉素、克拉霉素等联合用药要谨慎。喹硫平与琥乙红霉素均主要通过 CYP3A4 酶代谢，联用可发生不良相互作用，应注意监测。

【干预建议】 建议选择新型非苯二氮䓬类安眠药作为老年患者一线治疗用药，选择适合老人使用的抗抑郁药。按临床应用指导原则选择合适的抗菌药物，并注意药物之间的相互作用。监测血钠。

案例 6

【处方描述】

（1）患者信息

性别：男；年龄：69 岁

（2）临床诊断

焦虑状态；心律失常；慢性肾脏病（CKD4 期）；高血压

（3）处方

药品名称	规格	用法用量
盐酸度洛西汀肠溶胶囊	60mg×14 粒	60mg，po，qd
琥珀酸美托洛尔缓释片	47.5mg×14 片	47.5mg，po，qd
卡托普利片	25mg×28 片	25mg，po，bid

【处方问题】 1. 药物选择不适宜：老年人应慎用或避免使用度洛西汀；终末期肾病或者严重肾功能损害患者应谨慎或避免使用度洛西汀、卡托普利。

2. 联合用药不适宜：度洛西汀、美托洛尔。

【处方分析】 根据 Beers 标准，度洛西汀存在潜在的不良风险大于预期获益，老年人应慎用或避免使用，因为可能导致跌倒、增加胃肠道不良反应、尿潴留或者尿迟疑等。度洛西汀通常不应该用于终末期肾病或者严重肾功能损害的患者（肌酐清除率 <30ml/min）。卡托普利 >95% 经肾脏排泄，严重肾功能不全患者可引起药物排泄减慢，体内药量增加，毒副作用增加。

度洛西汀主要通过 CYP1A2 和 CYP2D6 酶代谢，美托洛尔主要通过 CYP2D6 酶代谢。同时，度洛西汀还是中度的 CYP2D6 酶抑制剂，可抑制美托洛尔的代谢，导致美托洛尔毒性和副作用增加，可能发生严重低血压，应注意监测。

【干预建议】 建议选择其他非主要经肾排泄的 ACEI 如依那普利。选择更合适的抗焦虑药物，但停用度洛西汀时应注意撤药症状，如头晕、头痛、恶心、腹泻、感觉异常、易怒等，停药时应以逐步减量为宜。并注意药物间的相互作用。定期监测血钠。

案例7

【处方描述】

（1）患者信息

性别：女；年龄：63 岁

（2）临床诊断

癫痫（局灶性发作）

（3）处方

药品名称	规格	用法用量
丙戊酸钠缓释片	0.5g×60 片	1.0g，po，qd
奥卡西平片	0.3g×120 片	0.6g，po，bid

【处方问题】 1. 药物选择不适宜：老年人应慎用或避免使用奥卡西平。

2. 联合用药不适宜：丙戊酸钠、奥卡西平。

【处方分析】 根据 Beers 标准，奥卡西平可能存在潜在的风险，老年人应慎用或避免使用。奥卡西平可能导致跌倒、低钠血症、步态不稳等不良反应。丙戊酸钠常见的不良反应有神经系统异常和胃肠道反应，如震颤、昏迷、嗜睡、记忆障碍、头痛、恶心、呕吐等，牙龈增生、口腔炎、低钠血症、体重增加也常见。

丙戊酸钠联合奥卡西平，根据奥卡西平的药代动力学特点，奥卡西平与其活性代谢物利卡西平均可抑制 CYP2C19 酶，可使其他经 CYP2C19 酶代谢的药物（如丙戊酸钠）的血药浓度增加，在增加奥卡西平用量时更为明显，需测定奥卡西平和丙戊酸钠的血药浓度。抗癫痫药联合应用时，不良反应的发生率可能会相应增加，因此开展血药浓度测定是确保癫痫患者疗效的重要参考依据。

【干预建议】 建议定期监测血药浓度和不良反应情况，根据血药浓度及不良反应耐受的情况来调整丙戊酸钠和奥卡西平的用量。并定期监测血钠。如果停用奥卡西平时应注意撤药症状，停药时应以逐步减量为宜。停药后若短期内出现癫痫复发，应恢复既往药物治疗并随访。换药时应注意药物间的相互作用。

案例 8

【处方描述】

（1）患者信息

性别：男；年龄：72 岁

（2）临床诊断

癫痫（肌阵挛发作）

（3）处方

药品名称	规格	用法用量
左乙拉西坦片	0.5g×60 片	1.0g，po，qd
卡马西平片	0.2g×30 片	0.4g，po，bid

【处方问题】 1. 药物选择不适宜：老年人应慎用或避免使用卡马西平。

2. 适应证不适宜：卡马西平对癫痫失神发作和肌阵挛发作无效。

3. 联合用药不适宜：左乙拉西坦、卡马西平。

【处方分析】 根据《临床诊疗指南 癫痫病分册（2015 修订版）》，应注意卡马西平对癫痫失神发作和肌阵挛发作无效并可能加重其发作。根据 Beers 标准，卡马西平可能存在潜在的风险，老年人应慎用或避免使用。卡马西平常可引起认知功能障碍、激越、不安、焦虑、精神错乱、房室传导阻滞或心动过缓等。对于老年患者，应慎重选择卡马西平的剂量。测定血药浓度可帮助确定合适的剂量。

左乙拉西坦联合卡马西平用药不适宜。根据卡马西平的药代动力学特点，CYP3A4 酶是对卡马西平的活性代谢产物起主要催化作用的酶，同时应注意服用 CYP3A4 抑制剂或者诱导剂可增加或减少卡马西平的疗效。卡马西平与左乙拉西坦合用可增加卡马西平诱导的不良反应或毒性。此外，卡马西平还可能会降低左乙拉西坦的血清浓度。

【干预建议】 停用卡马西平。如果单用左乙拉西坦不能控制,可加用丙戊酸钠,并定期监测血药浓度。换药时应注意药物间的相互作用。

案例9

【处方描述】

(1)患者信息

性别:女；年龄:67岁

(2)临床诊断

双相情感障碍；体癣

(3)处方

药品名称	规格	用法用量
利培酮片	0.5g×60片	1.0g, po, qd
盐酸帕罗西汀片	20mg×30片	0.4g, po, bid
伊曲康唑胶囊	0.1g×14粒	0.2g, po, qd

【处方问题】 1. 药物选择不适宜:老年人应慎用或避免使用帕罗西汀。

2. 联合用药不适宜:利培酮、帕罗西汀合用不适宜；利培酮、伊曲康唑合用不适宜。

【处方分析】 根据Beers标准,帕罗西汀可能存在潜在的风险大于预期获益,老年人应慎用或避免使用。帕罗西汀常见的不良反应有神经系统症状、胃肠道反应、心悸、血管舒张、视物模糊等。

利培酮主要经CYP2D6代谢,其次通过CYP3A4代谢。帕罗西汀属于CYP2D6抑制剂,帕罗西汀对CYP2D6的抑制作用可阻断利培酮的羟化代谢过程,合并使用会增加利培酮血药浓度,不良反应和(或)毒性也随之增加。用药期间应注意其不良反应。此外,该药可引起直立性低血压,应防范老人跌倒。

伊曲康唑是一种强效CYP3A4抑制剂和P-gp抑制剂。200mg/d的剂量下,可导致利培酮的抗精神病活性成分血浆浓度大幅升高(可达70%)。两药联合需谨慎。

【干预建议】 定期监测血药浓度及毒性反应。可选用更适合老年人使用的抗抑郁药如艾司西酞普兰。与其他抗精神病药一样,帕罗西汀停药时应注意撤药反应,以逐渐减量停药为宜。当开始或中止合并使用伊曲康唑或其他强效CYP3A4抑制剂和P-gp抑制剂时,应重新评估利培酮的剂量。

案例10

【处方描述】

(1)患者信息

性别:男；年龄:73岁

（2）临床诊断

脑梗死后遗症；慢性肾脏病（CKD4 期）

（3）处方

药品名称	规格	用法用量
硫酸氢氯吡格雷片	75mg×7 片	75mg，po，qd
阿司匹林肠溶片	100mg×30 片	100mg，po，qd
瑞舒伐他汀钙片	10mg×7 片	20mg，po，qd
依达拉奉注射液	20ml：30mg	30mg，ivgtt，bid

注：用 0.9％氯化钠注射液 100ml 稀释后静滴

【处方问题】　1. 药物选择不适宜：严重肾功能损害的患者应谨慎或避免使用依达拉奉；肾衰竭患者应避免使用瑞舒伐他汀。

2. 联合用药不适宜：硫酸氢氯吡格雷片、阿司匹林肠溶片。

【处方分析】　依达拉奉是一种脑保护剂（自由基清除剂），用于急性脑梗死。该患者脑梗死后遗症，用药指征不充分。此外，依达拉奉有致肾功能衰竭加重的可能，故重度肾衰竭患者（Ccr＜30ml/min）应避免使用。同样，瑞舒伐他汀也有加重肾脏损害的可能，也应避免用于重度肾衰竭患者。

氯吡格雷与阿司匹林同属抗血小板药。联合使用出血风险较大，仅在下列情况考虑联用：合并血栓症急性发作，如急性冠状动脉综合征，包括经皮冠状动脉介入术后置入支架的患者；ST 段抬高型急性冠脉综合征患者、缺血性脑卒中或短暂性脑缺血、闭塞性周围动脉粥样硬化症时，应按相关指南的推荐使用阿司匹林合用 1 种 P2Y12 受体抑制剂（氯吡格雷或替格瑞洛）。

【干预建议】　1. 用阿托伐他汀替代瑞舒伐他汀。

2. 停用依达拉奉注射液。

3. 使用阿司匹林或氯吡格雷中的一种作为二级预防。

案例 11

【处方描述】

（1）患者信息

性别：女；年龄：71 岁；病史：具有胃溃疡病史

（2）临床诊断

脑梗死；高血压 3 级；糖尿病肾病

（3）处方

药品名称	规格	用法用量
阿司匹林肠溶片	100mg×30 片	100mg，po，qd

培哚普利片	4mg×30 片	4mg，po，qd
阿托伐他汀钙片	20mg×7 片	20mg，po，qd
注射用尤瑞克林	0.15PNA	0.15PNA，ivgtt，qd

注：用0.9%氯化钠注射液100ml稀释后静滴

【处方问题】 1. 药物选择不适宜：阿司匹林。

2. 联合用药不适宜：尤瑞克林、培哚普利。

【处方分析】 阿司匹林可用于不符合静脉溶栓或者取栓且无禁忌证的缺血性脑卒中患者的抗血小板治疗，发病后尽早给予150～300mg/d 的阿司匹林口服治疗。急性期后可改为预防剂量50～300mg/d。对于有胃溃疡病史的患者，应警惕非甾体抗炎药的胃肠道不良反应。可考虑用氯吡格雷替代阿司匹林。

尤瑞克林具有改善脑动脉循环的作用。尤瑞克林可将激肽原转化为激肽和血管舒张素；血管紧张素转化酶抑制剂类药物主要抑制血管紧张素Ⅰ转化为血管紧张素Ⅱ，可降低外周血管阻力而降低血压，故两者具有协同降压作用，合并用药可能导致血压急剧下降。

【干预建议】 1. 用氯吡格雷替代阿司匹林。

2. 用厄贝沙坦替代培哚普利。

3. 必要时可使用PPI预防溃疡复发或者出现应激性溃疡，但要注意其与氯吡格雷的相互作用，建议选择影响较小的泮托拉唑。

（段萍萍　冯焕村　陈文瑛　周敏华）

第六节　镇痛类药物选择不适宜案例分析

一、老年常见慢性疼痛性疾病

慢性疼痛指急性损伤愈合后但疼痛仍持续存在且超过1个月，疼痛持续或反复发作，可迁延数月、数年乃至更长时间。慢性疼痛普遍存在于老年人群中，老年人慢性疼痛的常见原因包括腰椎间盘突出、颈椎病、骨质疏松、骨性关节炎、椎管狭窄、肩周炎、肌筋膜炎、糖尿病性周围神经病变、带状疱疹、脑梗死、类风湿关节炎、痛风、癌症等。国外研究表明独立居住在社区的老年人慢性疼痛发生率为25%～76%，需要护理人员照顾的老年人慢性疼痛发生率达到83%～93%。国外针对社区的调查显示，33%老年人同时具有两种疼痛，高达62%的老年人同时具有三种慢性疼痛，其中以骨骼肌肉疼痛最常见，发生率高达83%。

1. 老年人慢性肌肉骨骼疼痛 老年人慢性肌肉骨骼疼痛（chronic musculoskeletal pain of the elderly，CMPE）是指病程超过 3 个月、以肌肉骨骼系统疼痛为主要表现的慢性疼痛综合征，不包括恶性肿瘤引起的疼痛。CMPE 发病机制尚未完全明确，可能机制与局部或全身炎症反应、神经递质和免疫异常改变、疼痛敏化等有关。中国 CMPE 中患病率最高为腰背痛（48.0%），其次为膝关节痛（31.0%）。女性各部位疼痛患病率均高于男性。慢性疼痛可导致老年人群抑郁症风险增加 2.5 ~ 4.1 倍，13% 老年患者慢性疼痛合并抑郁。CMPE 的管理应明确诊断，积极治疗原发疾病，多模式干预、采用综合治疗，包括药物治疗、康复锻炼、心理干预治疗、微创介入治疗、外科手术等方法。CMPE 药物治疗首选外用给药途径，外用 NSAIDs（nonsteroidal drugs，NSAIDs）药物全身吸收量是口服 NSAIDs 的 3% ~ 5%，全身不良反应少，是轻、中度疼痛尤其是疼痛部位局限的首选药物。口服 NSAIDs 药物是目前治疗 CMPE 的常用药物，包括非选择性 NSAIDs（如双氯芬酸钠、氟比洛芬、洛索洛芬）和选择性 COX – 2 抑制剂（如塞来昔布、帕瑞昔布、依托考昔），在使用 NSAIDs 之前，应对患者的胃肠道功能、心血管风险和肾功能进行综合评估，尽量使用最小有效剂量、最短疗程以减少相关风险。禁止同时使用两种口服 NSAIDs 药物。但对中、重度疼痛可联合使用局部外用药物与口服 NSAIDs 药物。阿片类药物在 CMPE 中的应用尚存在一定争议，主要适用于使用 NSAIDs 药物疗效较差的中、重度慢性疼痛患者，不应作为一线药物使用。

2. 神经病理性疼痛　神经病理性疼痛（neuropathic pain，NP）是由躯体感觉系统损伤或疾病导致的疼痛神经病理性疼痛，分为周围性和中枢性神经病理性疼痛。周围性神经病理性疼痛包括三叉神经痛、舌咽神经痛、疱疹后神经痛、痛性糖尿病性神经病、放疗后神经从病等。中枢性神经病理性疼痛包括卒中后疼痛、多发性硬化相关疼痛、帕金森相关疼痛、创伤后脊髓损伤性疼痛等。神经病理性疼痛的治疗应尽可能查明病因，进行对因治疗。对于疼痛的治疗应结合药物治疗、心理治疗、理疗以及康复治疗等多种手段。药物治疗应充分利用循证医学证据，选择安全有效的药物。认真评估疼痛性质、治疗前后的症状体征和治疗反应。常见的用于神经病理性疼痛的药物包括抗抑郁药、抗癫痫药、阿片类镇痛剂、局部用药（如利多卡因贴剂或乳膏、辣椒碱软膏）等。抗抑郁药物中，三环类抗抑郁药、5 – 羟色胺和去甲肾上腺素再摄取抑制剂能减轻神经病理性疼痛的证据较多，三环类抗抑郁药物抗胆碱能不良反应较多，老年人应谨慎使用。抗癫痫药物中，卡马西平是三叉神经痛的一线用药，在其他神经病理性疼痛中疗效不确定，不作为一线推荐。加巴喷丁和普瑞巴林在治疗痛性糖尿病性神经病和疱疹后神经痛中有效证据更多。阿片类镇痛药可单独使用，或与一线药联合使用，常用药物有吗啡、羟考酮和芬太尼等，慢性疼痛的长期治疗可使用缓释剂型。

3. 老年慢性癌性疼痛 癌症在老年人群中发病率较高，而疼痛是老年癌症患者的主要症状之一，是导致抑郁和死亡的高风险因素。药物治疗是癌性疼痛的重要方法，有效的药物治疗可以缓解80%～90%癌症病人的疼痛症状。癌痛药物治疗应根据WHO"癌痛三阶梯镇痛治疗"原则，根据患者疼痛程度，选择不同强度的镇痛药物。采用数字评分法（numerical rating scale，NRS），对于轻度疼痛（NRS≤3分）可以选用NSAIDs药物；中度疼痛（3分 < NRS < 7分）可选用弱阿片类药物或低剂量的强阿片类药物，并可联合应用NSAIDs药物及辅助镇痛药物；重度疼痛（NRS≥7分）首选强阿片类，并可联合应用NSAIDs药物及辅助镇痛药物。阿片类药物是中、重度癌痛治疗的首选药物。对于慢性癌痛治疗，推荐选择阿片类药物受体激动类药物。长期使用阿片类止痛药时，首选口服途径。有明确指征时可选择透皮贴剂，也可临时皮下注射用药，必要时可以自控镇痛给药。阿片类受体混合激动－拮抗剂不推荐用于癌痛。目前，临床上常用于癌痛治疗的短效阿片类药物有吗啡即释制剂和羟考酮即释制剂等，长效阿片类药物有吗啡缓释片、羟考酮缓释片、芬太尼透皮贴剂等。随着年龄增长，老年人肝肾功能减退，药物代谢与清除能力降低，建议选用代谢产物活性无临床意义，且对肝肾功能影响小的药物，如芬太尼、舒芬太尼几乎不产生活性代谢产物，可用于中等以下肝功能损害的老年患者。老年患者脂肪比例增加，药物分布容积改变，需注意亲脂性药物如芬太尼易在脂肪蓄积，引起半衰期延长。

二、常见镇痛类药物选择特点

常见镇痛类药物选择见表2-6。

表2-6 常见镇痛类药物选择

药物分类和名称	用药注意	用药风险	建议
口服非选择性非甾体抗炎药：阿司匹林（ > 325mg/d）、双氯芬酸、依托度酸、非诺洛芬、布洛芬、酮洛芬、甲氯芬那酸、甲芬那酸、美洛昔康、萘丁美酮、萘普生、奥沙普秦、吡罗昔康	避免用于消化道出血或消化道溃疡高风险的人群	在以下高风险人群中消化道出血或消化道溃疡风险增高：年龄 > 75岁、口服或肠外给予糖皮质激素、抗凝药物或抗血小板药物；非甾体抗炎药治疗3～6个月和1年可分别导致1%及2%～4%患者出现上消化道溃疡、出血或穿孔，这一比例随疗程的延长而增加	当替代药物无效并且患者可以服用胃黏膜保护剂时才考虑使用
吲哚美辛	老年人避免使用	比其他非甾体抗炎药更易引发中枢神经系统不良反应	根据病情选用其他NSAIDs药物

续表

药物分类和名称	用药注意	用药风险	建议
≥2 种非甾体抗炎药合用	避免使用两种及以上非甾体抗炎药用于抗炎镇痛	未见疗效提高，但发生不良反应的风险增加	—
非甾体抗炎药、COX-2 抑制剂	对于无症状心力衰竭者慎用；有症状的心力衰竭者建议避免使用	可能促进体液潴留并加重心力衰竭	—
	避免用于 Ccr<30ml/min 者	可增加急性肾损伤的风险并进一步降低肾功能	—
	避免用于高血压者	水钠潴留，导致高血压	换用对乙酰氨基酚或阿司匹林
	避免用于凝血障碍或接受抗凝治疗者	延长凝血时间或抑制血小板聚集；增加潜在出血风险	可换用对乙酰氨基酚，或与胃黏膜保护剂联合使用

三、常见处方审核案例详解

案例 1

【处方描述】

（1）患者信息

性别：女；年龄：72 岁

（2）临床诊断

高血压 3 级；痛风

（3）处方

药品名称	规格	用法用量
阿司匹林肠溶片	100mg×30 片	100mg，po，qd（饭前30分钟）
双氯芬酸钠缓释片	75mg×14 片	150mg，po，qd
盐酸贝那普利片	10mg×28 片	10mg，po，qd

【处方问题】　1. 药物选择不适宜：阿司匹林肠溶片、双氯芬酸钠缓释片。

2. 联合用药不适宜：阿司匹林、双氯芬酸；双氯芬酸、贝那普利。

【处方分析】　根据《2019 阿司匹林在心血管疾病一级预防中的应用专家共识》，70 岁以上的老年人属于高出血风险人群，不建议为了动脉粥样硬化性心血管疾病一级预防而常规服用小剂量阿司匹林。

双氯芬酸可使血尿酸含量下降，尿中尿酸含量升高，干扰诊断，痛风患者应谨慎选择。此外，不建议在已经确诊为心血管疾病或者未控制的高血压患者中使用双氯芬酸进行治疗。

双氯芬酸应避免与其他非甾体抗炎药合用，包括选择性 COX - 2 抑制剂。研究显示，双氯芬酸、布洛芬等非甾体抗炎药与阿司匹林（包括低剂量）联合使用可降低阿司匹林的心血管保护作用，且联合使用可导致胃肠道毒性增加，增加胃与十二指肠溃疡、出血、穿孔的风险。

双氯芬酸和 ACEI 合用时，抗高血压效果可能会降低，不建议联合使用，尤其是老年患者。此外，两药联合可增加肾毒性。要严密监测血压及肾功能。

【干预建议】 停用阿司匹林，必要时换用氯吡格雷。可用依托考昔替代双氯芬酸。

案例 2

【处方描述】

（1）患者信息

性别：男；年龄：68 岁

（2）临床诊断

齿龈肿痛；急性上呼吸道感染

（3）处方

药品名称	规格	用法用量
维 C 银翘片	复方 × 24 片	2 片，po，tid（每片含对乙酰氨基酚 105mg）
新癀片	0.32g × 27 片	0.96g，po，tid
甲硝唑片	0.2g × 24 片	0.4g，po，tid
布洛芬缓释胶囊	0.3g × 14 粒	0.3g，po，bid

【处方问题】 1. 药物选择不适宜：老年人应慎用或避免使用新癀片（含吲哚美辛）。

2. 重复给药：维 C 银翘片、新癀片、布洛芬均含有非甾体抗炎药。

3. 联合用药不适宜：维 C 银翘片、新癀片、布洛芬。

【处方分析】 新癀片每片含吲哚美辛 6.8mg，老年人易发生肾脏毒性，应慎用或避免使用。此外，其不良反应较多，如胃肠道反应（消化不良、胃痛、恶心、溃疡、胃出血及穿孔等）、神经系统症状（头痛、头晕、焦虑等）、肾损害（血尿、水肿、肾功能不全等）。吲哚美辛与其他非甾体抗炎药合用时可明显增加对肾脏的毒性（包括肾乳头坏死、肾及膀胱肿瘤等），也可增加胃肠道不良反应。

此处方中，有 2 种中成药中均含有西药，较为隐蔽。且临床实际用药中，此类重复用药较为多见，审方时需特别注意。

【干预建议】 停用新癀片。停用布洛芬或修改布洛芬的用法，改为必要时服用，且务必提醒患者布洛芬与对乙酰氨基酚的使用时间要以间隔 6 小时以上为宜。

案例 3

【处方描述】

（1）患者信息

性别：男；年龄：65 岁

（2）临床诊断

类风湿关节炎；肝功能不全；慢性心功能衰竭（Ⅳ级）；感冒

（3）处方

药品名称	规格	用法用量
塞来昔布胶囊	0.2g×28 粒	0.2g，po，bid
硫酸羟氯喹片	0.1g×56 片	0.2g，po，bid
甲氨蝶呤片	2.5mg×8 片	10mg，po，qw
氨麻美敏片	1 片×8 片	1 片，po，tid

【处方问题】 1. 药物选择不适宜：塞来昔布禁用于重度心衰患者；肝功能不全患者慎用塞来昔布、甲氨蝶呤、氨麻美敏，严重肝功能不全患者禁用以上药物。

2. 联合用药不适宜：塞来昔布、氨麻美敏。

【处方分析】 塞来昔布可使严重心血管血栓事件风险增加。中度肝功能损害患者每日剂量应减少一半，重度肝功能损害患者避免使用。鉴于塞来昔布可能带来的心血管安全风险，应避免对重度心力衰竭患者使用塞来昔布，除非预期获益大于心衰恶化的风险。

塞来昔布、甲氨蝶呤、对乙酰氨基酚均有一定的肝毒性，联合使用肝毒性将大大增加。该患者本身患有肝功能不全，应尽量避免使用这三种药物。

塞来昔布与对乙酰氨基酚合用时可增加肾毒性和胃肠道不良反应，应避免合用。此处方中，复方感冒药的成分较为隐蔽，审方时需特别注意。

【干预建议】 停用塞来昔布和氨麻美敏。根据心功能及肝肾功能变化情况合理选择镇痛抗炎药的种类和剂量。

案例 4

【处方描述】

（1）患者信息

性别：男；年龄：65 岁

（2）临床诊断

髌骨骨折；广场恐惧症

（3）处方

药品名称	规格	用法用量
盐酸曲马多缓释片	100mg×10 片	0.1g，po，bid
盐酸文拉法辛片	25mg×30 片	25mg，po，tid

【处方问题】 1. 药物选择不适宜：曲马多、文拉法辛。

2. 联合用药不适宜：曲马多、文拉法辛。

【处方分析】 根据 Beers 标准，曲马多与文拉法辛可能存在潜在的风险大于预期获益，老年人应慎用或避免使用。文拉法辛可能发生或加剧抗利尿激素分泌失调综合征或低钠血症，开始用药或调整剂量时应监测血钠水平。文拉法辛常见的不良反应有血压升高、出汗、体重减轻、胃肠道反应、头晕、嗜睡、视物模糊等。老年人使用应注意防跌倒。曲马多常见的不良反应有头晕、头痛、失眠、便秘、瘙痒、面部潮红、口干、呕吐等。

曲马多属于合成的镇痛药，具有阿片样作用，属于中等强度的中枢性镇痛药。曲马多通过 CYP3A4 和 CYP2C9 代谢，可与其他经由该酶代谢的药物发生相互作用。文拉法辛为 5 - 羟色胺和去甲肾上腺素再摄取抑制剂。曲马多可降低突触内 5 - 羟色胺及去甲肾上腺素的再摄取。同时使用曲马多和文拉法辛可能导致惊厥发作及 5 - 羟色胺综合征的风险增加，合用要极为谨慎。

【干预建议】 可选择更适合老年人使用的药物来替代曲马多和文拉法辛。与其他抗抑郁药一样，文拉法辛停药时应注意撤药反应，以逐渐减量停药为宜。尽量避免曲马多和文拉法辛联合使用，一定要合用时，建议监测中毒的迹象和症状。

案例 5

【处方描述】

（1）患者信息

性别：男；年龄：62 岁

（2）临床诊断

骨关节炎；混合型颈椎病

（3）处方

药品名称	规格	用法用量
艾瑞昔布片	0.1g×14 片	0.1g，po，bid
迈之灵片	150mg×14 片	150mg，po，bid
洛索洛芬钠片	60mg×14 片	60mg，po，bid

甲钴胺片	0.5mg×21 片	0.5mg，po，tid

【处方问题】　联合用药不适宜：艾瑞昔布片、洛索洛芬钠片。

【处方分析】　该患者诊断为骨关节炎，联合两种 NSAIDs 不适宜。NSAIDs 的镇痛作用均具有"天花板"效应，即镇痛疗效达到一定程度后其作用不随药物剂量增加而增加，且这类药物血浆蛋白结合率高，不建议超剂量使用，也应避免两种 NSAIDs 联用。

【干预建议】　评估患者疼痛严重程度，对于轻、中度疼痛可以选择口服 NSADIs 药物联合外用药物。

案例 6

【处方描述】

（1）患者信息

性别：女；年龄：70 岁

（2）临床诊断

骨关节炎；磺胺类药物过敏史

（3）处方

药品名称	规格	用法用量
塞来昔布胶囊	200mg×14 粒	200mg，po，bid
氟比洛芬凝胶贴膏	40mg/贴×6 贴×2 袋	40mg，外贴，bid

【处方问题】　遴选药物不适宜：塞来昔布胶囊。

【处方分析】　塞来昔布含磺酰胺基，与磺胺类药物类似，可能引起多种超敏反应，包括可能致命的、严重的皮肤不良反应，例如剥脱性皮炎、Stevens - Johnson 综合征和中毒性表皮坏死溶解症等。塞来昔布禁用于已知对磺胺过敏者。

【干预建议】　综合评估患者胃肠道功能、肾功能和心血管功能，选择与磺胺类药物无交叉过敏的镇痛药物。

（吴丽瑶　冯焕村　陈文瑛　周敏华）

第七节　泌尿系统药物选择不适宜案例分析

一、老年常见泌尿系统疾病

泌尿系统主导机体尿液生成及排泄，包括肾、输尿管、膀胱、尿道及有关神经、血管等。其中，肾是人体主要的排泄器官，能维持体内的酸碱平衡和电解质平衡，在一定程度上还有内分泌功能。在人类衰老过程中，泌尿系统中各器官功能均逐渐出现生理性老化，尤其以肾脏最为突出。一般情况下，肾脏还能维持老年人正常的生理活动，一旦处于某种疾病或者在应激状态下，老年人肾脏负荷就会加重，也非常容易出现各种异常情况。并且，老年患者年龄大，往往合并有其他疾患，如高血压、糖尿病、高尿酸血症及恶性肿瘤等。肾脏是这些疾病最重要的攻击靶器官，因此也增加了老年肾脏对疾病的易感性。临床表现为老年急性肾损伤、慢性肾衰竭、肾小球肾炎、肾病综合征、老年前列腺增生、老年前列腺癌等疾病，所以老年泌尿系统疾病用药主要以治疗上述疾病为主。

1. 老年急性肾损伤　急性肾损伤（acute kidney injury，AKI）是由多种原因导致肾功能在 3 个月内快速减退，引起明显的血肌酐迅速升高、酸碱失衡、水电解质紊乱以及氮质血症等临床综合征。当发现血肌酐升高超过 25mmol/L 或较发病前升高超过 50%，可考虑为急性肾损伤。随着年龄增加，老年人肾脏结构和功能发生生理学衰退，主要包括肾脏质量明显减轻、肾脏血管发生硬化、肾脏血流量下降、尿液浓缩稀释能力降低等，导致老年人对各种肾损伤因素的敏感性增加，更易发生 AKI，特别对于有基础慢性疾病的老年患者而言，发生 AKI 的风险也更高，预后也更差。因此，需要正确识别、及时治疗 AKI。根据病理生理学的特点，AKI 可分为肾前性、肾性和肾后性因素。其中，老年 AKI 发病原因以肾前性为主，可能与老年人尿浓缩能力及耐受性和缺血敏感度有关。治疗 AKI 的关键是尽快找出病因并去除，及时去除病因，肾功能会有良好的恢复以及预后，在治疗的过程中可以对症支持治疗和肾脏替代疗法。其中，对症支持治疗主要包括液体管理、纠正代谢紊乱维持内环境稳态、营养支持及血液净化等。老年急性肾损伤常用的药物主要是利尿剂、碱化尿液的碳酸氢盐、红细胞生成素等。

2. 慢性肾衰竭　慢性肾衰竭（chronic renal failure，CRF）是指各种原因造成慢性进行性肾实质损害，致使肾脏明显萎缩，不能维持基本功能，临床出现以代谢产物潴留，水、电解质紊乱，酸碱平衡失调等临床综合征。CRF 主要病因有原发性肾小球肾炎、慢性肾盂肾炎、高血压肾小动脉硬化、糖尿病肾病、继发性肾小球肾炎、肾小管间质病变、遗传性肾脏疾病以及长期服用解热镇痛剂及接触重金属等。CRF 存在很多并发症，包括高磷血症、肾性贫血、肾性骨病、肾性高血压、高尿酸血症、透析感染等，需要用药对症治疗。CRF 的最终治疗手段是维持透析或者肾移植，因此 CRF 药物治疗的目的包括：①缓解 CRF 症状，减轻或消除患者痛苦，提高生活质量。②延缓 CRF 病程的进展，防止其进行性加重。③防治并发症，提高生存率。治疗 CRF 的常用药物主要有补铁剂、磷螯合剂、维生素 D 类似物、黄嘌呤氧化酶抑制剂、降压药等。

3. 肾小球肾炎　肾小球肾炎又称肾炎综合征，指由于各种不同原因，发生于双侧肾脏肾小球的疾病。肾小球肾炎常见的临床表现为水肿、蛋白尿、血尿、高血压，尿量减少或无尿，肾功能正常或下降。肾小球肾炎的分类标准很多，按照病因可分为继发性和原发性肾小球肾炎，临床分类可分为急性、慢性和急进性肾炎综合征、隐匿性肾炎。避免加重肾损害的因素如感染、低血容量、脱水（呕吐或腹泻、高热）、水电解质紊乱、酸碱平衡失调及可能导致肾损害的药物（如解热镇痛药、造影剂、某些抗菌药物等）。因此，老年人肾小球肾炎治疗用药需根据肾功能情况个体化调整剂量或慎用，并且新增各种临床症状应及时区分疾病进展与药物不良反应，注意监测电解质。治疗肾小球肾炎主要以休息和对症治疗为主。治疗肾小球肾炎的药物主要有糖皮质激素类、免疫抑制剂、血管舒张剂、利尿剂等。

4. 肾病综合征 肾病综合征（nephrotic syndrome，NS）是以肾小球基膜通透性增加为特征，表现为大量蛋白尿（尿蛋白大于 3.5g/d）、低蛋白血症（血浆白蛋白低于 30g/L）、高度水肿、高脂血症的一组临床综合征，包括原发性和继发性两大类。老年原发性肾病综合征中膜性肾病最常见，而老年继发性肾病综合征中，以糖尿病肾病、肾淀粉样变性、骨髓瘤性肾病、淋巴瘤或实体肿瘤性肾病为主。老年患者中，继发性肾病综合征发病率较原发性肾病综合征高。肾病综合征的存在会使得患者出现低蛋白血症，很容易引起肾缺血，导致肾脏灌注减少，肾功能损伤；或者使得患者肾小球过滤下降，双侧血栓形成。尤其是老年患者，其本身免疫力较差，各项功能都发生退行性变化，也使得肾病综合征的发生率明显增高。对于肾病综合征的治疗一般也是以对症治疗和抑制免疫与炎症反应为主。对症治疗肾病综合征的药物主要是利尿消肿类（噻嗪类利尿剂、保钾利尿剂、袢利尿剂）和减少尿蛋白类（血管紧张素转换酶抑制剂或血管紧张素Ⅱ受体拮抗剂）；抑制免疫与炎症反应的药物主要是糖皮质激素类、细胞毒类、免疫抑制剂。在治疗时均应以增强疗效的同时最大限度地减少副作用。故对于是否应用糖皮质激素类治疗、其疗程长短以及是否使用细胞毒性药物等，均应结合老年患者的肾小球病理类型、年龄、肾功能等进行综合考虑，进行个体化给药治疗方案。

5. 老年前列腺增生 前列腺增生（benign prostatic hyperplasia，BPH）是老年男性的常见疾病之一。其主要表现为组织学上的前列腺间质和腺体成分的增加、解剖学上的前列腺增大，会导致中老年男性排尿障碍，如尿频、排尿困难、尿潴留、肾积水及肾功不全等，合并感染则有尿急、尿痛症状。随着我国人口老龄化越来越严重，前列腺增生的发病率也逐年提高，不仅严重影响前列腺增生患者的生活质量，还影响其身心健康。前列腺增生的发病因素有很多，比较公认的是年龄增长及有功能睾丸的存在这两个因素。此外，代谢综合征引发的代谢紊乱也会促进前列腺增生的发展。目前，用于治疗前列腺增生的常用药物有 α_1 受体阻断剂、5α 还原酶抑制剂等。

6. 老年前列腺癌 前列腺癌是原发于前列腺的一种恶性肿瘤，属于男性泌尿生殖系统中常见的恶性肿瘤。肿瘤的发病机制非常复杂，已知前列腺的发育和整个前列腺癌细胞都依赖雄激素和雄激素受体，但其是否是前列腺肿瘤发生发展的决定因素，仍然还不明确。目前，用于治疗前列腺癌的常用药物有促黄体激素释放激素类似物、雄激素受体阻断剂、血管内皮生长因子（VEGF）抑制剂、免疫治疗药物等。

7. 泌尿系感染 泌尿系感染又称尿路感染（urinary tract infection，UTI），是指泌尿系统各个部位发生感染的总称。最常见的是尿路感染和细菌性前列腺炎。尿路感染按照感染发生时的尿路状态分类，可分为单纯性尿路感染（单纯性上、下尿路感染）和复杂性尿路感染（包括导管相关的感染等）。急性单纯性上、下尿路感染病原菌主要为大肠埃希菌；而复杂性尿路感染的病原菌大部分为大肠埃希菌，其余细菌为肠球菌属、变形杆菌属、克雷伯菌属、铜绿假单胞菌等，医院获得性尿路感染的病原菌还会存在葡萄球菌属、念珠菌属等。因此，在治疗上，需根据病原菌种类、感染部位、感染严重程度和患者的生理、病理情况及抗菌药物药效学和药动学结合进行制定抗菌药物治疗方案。很多抗菌药物在人体内主要是经肾排泄，某些抗菌药物具有肾毒性，而老年患者肾功能呈现生理学退化，因此在应用抗菌药物时，要避免使用肾毒性抗菌药物；应用主要经肾排泄的药物时，须根据患者肾功能（内生肌酐清除率）调整抗菌药物用法用量，若为老年高龄患者可按照轻度肾功能减退给药；肾脏代替治疗患者应根据腹膜透析、血液透析和血液滤过对药物的清除情况调整抗菌药物。另外，泌尿系感染的药物由于多数药物尿药浓度远高于血药浓度，因此可选用小剂量抗菌药物（治疗剂量范围低限）治疗单纯性下尿路感染。目前，用于治疗泌尿系感染的常用抗菌药物有β-内酰胺类、喹诺酮类、磺胺类药物、呋喃妥因等。

二、常见泌尿系统药物选择特点

常见泌尿系统药物选择见表2-6。

表2-6 常见泌尿系统用药选择

药物分类和名称	用药注意	用药风险	建议
螺内酯（>25mg/d）	避免用于心衰或 Ccr < 30ml/min 的患者	心力衰竭老年人中，高钾血症的风险更高，尤其是服用量>25mg/d 或同时服用非甾体抗炎药，血管紧张素转换酶抑制剂，血管紧张素受体阻断剂或钾补充剂	心力衰竭老年患者可选袢利尿剂

续表

药物分类和名称	用药注意	用药风险	建议
噻嗪类利尿剂	血清 K$^+$ < 3.0mmol/L、血清 Na$^+$ < 130mmol/L、血清钙 > 2.65mmol/L 或有痛风史者慎用	可加重低钾血症、低钠血症、高钙血症和痛风	—
袢利尿剂	避免作为高血压的一线用药	有更安全、有效的药物可供选择	噻嗪类利尿剂可作为老年高血压首选
	避免用于无心力衰竭、肝功能衰竭、肾病综合征或肾衰竭临床症状、生化或影像学证据的伴随性踝部水肿	抬高患肢或使用弹力袜通常更适合	—
	高血压伴尿失禁者避免使用	可能加重尿失禁	—
阿米洛利	Ccr <30ml/min 者避免使用	升高血钾，降低血钠	
α$_1$ 受体阻断剂（盐酸坦索罗辛缓释胶囊）	直立性低血压患者、肾功能不全、重度肝功能障碍患者慎重使用；磺胺过敏史患者慎重使用	引发直立性低血压	用药前询问是否有磺胺过敏史
5α 还原抑制剂（非那雄胺片）	避免用于有大量残留尿和（或）严重尿量减少的患者	引发免疫系统如超敏反应、精神疾病如抑郁，停止治疗后继续存在的性欲降低、生殖系统和乳腺疾病	—
促黄体激素释放激素类似物（戈舍瑞林）	有 QT 间期延长病史或具有 QT 间期延长危险因素的患者以及正在使用可能延长 QT 间期药物的患者，使用前应评估获益风险，包括出现尖端扭转型室性心动过速的可能性	延长 QT 间期	监测患者的心电图，避免与有导致 QT 间期延长的药物一起合用；监测患者体重或腹部出血症状
雄激素受体阻断剂（比卡鲁胺或氟他胺）	中、重度肝损伤患者慎用；抑制 P450（CYP3A4）活性，慎与由 CYP3A4 代谢的药物联合用	—	监测患者的肝功能
血管舒张剂（血管紧张素转化酶抑制剂、血管紧张素Ⅱ受体拮抗剂）	慎用于直立性低血压者（如反复出现收缩压下降 ≥ 20mmHg）；避免用于 Ccr < 30ml/min 的患者	出现晕厥、跌倒的风险增加	—

药物分类和名称	用药注意	用药风险	建议
β-内酰胺类	禁用于过敏性休克患者；避免与酒精同服，易发生双硫仑样反应；根据肾功能调整给药剂量	—	用药前询问患者的过敏史，做好用药宣教；服药期间避免饮酒以及含酒精的产品
喹诺酮类	有光敏反应，使用时避免阳光日照；避免与金属离子螯合剂同服	引起QT间期延长；出现横纹肌溶解；增加主动脉夹层风险；引起血糖波动	用药期间避免阳光直射，如确需外出应做好防晒
磺胺类药物	有交叉过敏反应，禁用于对任何一种磺胺类药物过敏以及对呋塞米、砜类、噻嗪类利尿剂、磺脲类、碳酸酐酶抑制剂过敏的患者；葡萄糖-6-磷酸脱氢酶缺乏症、周围神经病变、肺部疾病患者慎用；根据肾功能调整给药剂量	可致肾损害，用药期间多饮食，防止结晶尿的发生，密切监测肾功能；可致肝损害，引起黄疸、肝功能减退，密切监测肝功能	用药前明确是否有葡萄糖-6-磷酸脱氢酶缺乏症以及药物过敏史
呋喃妥因	与食物同服，以减少胃肠道刺激	长期应用本品6个月以上者，有发生弥漫性间质性肺炎或肺纤维化的可能；可导致溶血的药物与呋喃妥因合用时，有增加溶血反应的可能；与肝毒性药物合用，有增加肝毒反应的可能；与神经毒性药物合用，有增加神经毒性的可能	—

（雷露雯　肖　洒）

三、常见处方审核案例详解

案例1

【处方描述】

（1）患者信息

性别：女；年龄：73岁

（2）临床诊断

泌尿系感染；糖尿病；骨质疏松

（3）处方

药品名称	规格	用法用量
盐酸左氧氟沙星片	0.5g×4 片	0.5g, po, qd
碳酸氢钠片	0.5g×42 片	1.0g, po, tid
碳酸钙 D$_3$ 片	0.6g×30 片	0.6g, po, qd
罗格列酮钠片	4mg×14 片	4mg, po, qd

【处方问题】　1. 药物选择不适宜：左氧氟沙星。

2. 联合用药不适宜：左氧氟沙星与碳酸氢钠合用、左氧氟沙星与罗格列酮合用、左氧氟沙星与碳酸钙合用不适宜。

【处方分析】　老年患者在接受喹诺酮类药物治疗期间，严重不良反应的风险增加，如跟腱炎和肌腱断裂、肝毒性、血糖紊乱等。老年人大多肝肾功能降低，应慎用且应定期监测肝肾功能。

联合使用喹诺酮类药物（加替沙星、左氧氟沙星、环丙沙星等）和抗糖尿病药物（格列美脲、格列苯脲、罗格列酮等）的患者可能出现血糖紊乱如高血糖和低血糖，同时使用时应密切监测血糖水平，及时予以相应处理。若出现低血糖，应停药。

碳酸氢钠碱化尿液可降低左氧氟沙星在尿中的溶解度，导致结晶尿和肾毒性，应避免合用。

【干预建议】　1. 停用左氧氟沙星，选择更安全的第2、3代头孢菌素。

2. 确需使用左氧氟沙星的，碳酸钙与左氧氟沙星应间隔2小时以上。

案例 2

【处方描述】

（1）患者信息

性别：女；年龄：76 岁

（2）临床诊断

高血压病；肾源性水肿；磺胺过敏史

（3）处方

药品名称	规格	用法用量
螺内酯片	20mg×60 片	25mg, po, bid
吲达帕胺片	2.5mg×30 片	2.5mg, po, qd
氯沙坦钾氢氯噻嗪片	62.5mg×30 片	125mg, po, qd

【处方问题】　1. 药物选择不适宜：磺胺过敏史患者应避免使用噻嗪类利

尿剂。

2. 联合用药不适宜：螺内酯片、氯沙坦钾片。

3. 重复用药：吲达帕胺与氢氯噻嗪属重复用药。

【处方分析】 磺胺过敏史患者应慎用或者禁用具有磺酰氨基结构的药物。具有该结构的药物主要有磺胺药（如柳氮磺吡啶、磺胺嘧啶等）、磺脲类降糖药（如格列齐特、格列苯脲等）、利尿剂（氢氯噻嗪、吲达帕胺、呋塞米、布美他尼等）、塞来昔布、尼美舒利、乙酰唑胺、丙磺舒、氨苯砜等。

螺内酯是一种竞争性醛固酮拮抗剂，可增加钠排泄，同时减少远端肾小管钾排泄。氯沙坦钾是一种血管紧张素Ⅱ受体拮抗剂（ARB）。螺内酯与ACEI或ARB合用可增加严重高钾血症的风险，尤其对于肾功能不全的患者。应注意监测血液电解质情况。老年人往往伴随肾功能下降，应更加注意。

【干预建议】 定期监测血钾情况，根据血钾情况来调整螺内酯剂量。停用吲达帕胺片、氯沙坦钾氢氯噻嗪片。优先选择不引起血清电解质紊乱的降压药物，如CCB、β受体阻断剂等。

案例3
【处方描述】
（1）患者信息
性别：男；年龄：70岁
（2）临床诊断
良性前列腺增生；慢性肾脏病（CKD4期）；急性咽炎
（3）处方

药品名称	规格	用法用量
非那雄胺片	5mg×60片	5mg，po，bid
赛洛多辛胶囊	4mg×60粒	4mg，po，bid
克拉霉素分散片	0.25g×12片	0.5g，po，bid

【处方问题】 1. 药物选择不适宜：重度肾功能损害患者（Ccr<30ml/min）禁用赛洛多辛。

2. 用法用量不适宜：非那雄胺常规剂量为5mg qd。

3. 联合用药不适宜：赛洛多辛、克拉霉素。

【处方分析】 肾功能低下者较肾功能正常者，赛洛多辛血药浓度升高，毒性和不良反应也增大。中度肾功能损害患者慎用，重度肾功能不全患者（Ccr<30ml/min）禁用赛洛多辛。

赛洛多辛主要经CYP3A4代谢。克拉霉素属于强CYP3A4抑制剂，克拉霉素对CYP3A4的抑制作用可阻断赛洛多辛的代谢过程，合并使用会增加赛洛多辛的血药浓度，不良反应/毒性也随之增加。应谨慎。

赛洛多辛属高选择性 α_1 受体阻断剂，应注意其引起的直立性低血压，老年患者使用应防跌倒。食物可能影响其药动学，建议餐后服用。

【干预建议】　停用赛洛多辛，建议换用适合老年患者和肾功能不全患者使用的 α_1 受体阻断剂如多沙唑嗪，但也要注意其直立性低血压等不良反应。建议停用强 CYP3A4 抑制剂克拉霉素，可选用的抗菌药物有阿莫西林或第 1、2 代头孢菌素等。

案例 4

【处方描述】

（1）患者信息

性别：男；年龄：61 岁

（2）临床诊断

肾移植术后 6 个月；高尿酸血症

（3）处方

药品名称	规格	用法用量
环孢素软胶囊	25mg×56 粒	100mg，po，bid
非布司他片	40mg×14 片	40mg，po，bid
他克莫司胶囊	1mg×56 粒	4mg，po，bid
硫唑嘌呤片	50mg×14 片	50mg，po，bid

【处方问题】　联合用药不适宜：非布司他与硫唑嘌呤合用、他克莫司与环孢素合用、环孢素与硫唑嘌呤合用均不适宜。

【处方分析】　他克莫司属于一种大环内酯类免疫抑制剂，具有潜在的肾毒性。经由 CYP3A4 酶广泛代谢，当其与其他经 CYP3A4 酶代谢的药物合用时可发生不良相互作用。环孢素属于一种强效免疫抑制剂，主要经 CYP3A4 酶代谢。两者合用可导致环孢素血药浓度上升，引发和加重肾毒性。应避免两者合用。

硫唑嘌呤干扰嘌呤核苷酸的合成，具有抗代谢和免疫抑制作用。非布司他为非嘌呤类黄嘌呤氧化酶抑制剂，用于慢性痛风患者治疗高尿酸血症。非布司他可抑制硫唑嘌呤的代谢，导致硫唑嘌呤血药浓度升高，毒性增加。应避免两者合用。

【干预建议】　建议停用环孢素，但要注意停用环孢素后他克莫司的血药浓度可发生剧烈波动，应定期监测免疫抑制剂他克莫司、硫唑嘌呤的血药浓度并根据血药浓度调整剂量，避免过量增加药物毒性，并监测它们的不良反应。建议停用非布司他，可用苯溴马隆替换。

案例 5

【处方描述】

（1）患者信息

性别：男；年龄：62 岁

（2）临床诊断

冠状动脉粥样硬化性心脏病；不稳定型心绞痛；勃起功能障碍

（3）处方

药品名称	规格	用法用量
单硝酸异山梨酯片	20mg×60 片	20mg，po，bid
枸橼酸西地那非片	0.1g×30 片	0.1g，prn，po
苯磺酸氨氯地平片	5mg×30 片	5mg，po，qd

【处方问题】 1. 药物选择不适宜：西地那非。

2. 联合用药不适宜：西地那非与单硝酸异山梨酯合用、西地那非与氨氯地平合用不适宜。

【处方分析】 西地那非属一种磷酸二酯酶－5 抑制剂，经 CYP3A4（主要途径）和 CYP2C9（次要途径）代谢。这些同工酶的抑制剂会抑制西地那非的清除，如红霉素、伊曲康唑等。磷酸二酯酶－5 具有亚氮诱导的血管扩张作用，西地那非可增强硝酸酯的降压作用，可引起严重低血压，导致致命性并发症。故服用任何剂型的一氧化氮供体和硝酸酯的患者，无论是规律服用或者间断服用，均为禁忌证。服用西地那非后，何时可以安全地服用硝酸酯类药物目前尚不清楚。有报道认为，服用西地那非至少 24 小时后，才允许使用硝酸酯类药物。

西地那非使体循环血管扩张，可能增强其他抗高血压药物如氨氯地平的降压作用。有个别患者出现低血压症状的报告，如头晕、目眩等。

【干预建议】 建议停用西地那非，务必交代患者在服用硝酸酯类药物期间，不得使用西地那非。

（冯焕村　陈文瑛）

案例 6

【处方描述】

（1）患者信息

性别：男；年龄：67 岁

（2）临床诊断

尿路感染

（3）处方

药品名称	规格	用法用量
碳酸氢钠片	0.5g×100 片	1g, po, tid
莫西沙星片	0.4g×3 片	0.4g, po, qd

【处方问题】 1. 药物选择不适宜：莫西沙星片。

2. 药物相互作用：碳酸氢钠、莫西沙星片。

【处方分析】 患者诊断为尿路感染，有指征使用抗菌药物，但处方中选用莫西沙星片不适宜。目前国内尿路感染的主要病原菌为大肠埃希菌，对喹诺酮类药物的耐药株已经达到半数以上，应尽量根据药敏结果进行给药，在无药敏结果出来前，可予经验性选用 β - 酰胺类、喹诺酮类、呋喃妥因等进行治疗。其中，莫西沙星属于喹诺酮类，但为呼吸喹诺酮类，在肺部浓度高，经肝代谢，在尿中浓度低，不适合尿路感染的治疗。而另一种喹诺酮类左氧氟沙星在体内主要是以原型药在尿中排出，尿液中浓度高，因此，建议选用左氧氟沙星胶囊进行抗尿路感染治疗。

同时，该处方予碳酸氢钠片碱化尿液，可以减轻患者的尿道刺激，但是尿液碱化后，会降低喹诺酮类药物在尿液中的溶解度，导致肾毒性和结晶尿的发生。

【干预建议】 建议选用另一种喹诺酮类药物如左氧氟沙星胶囊进行治疗尿路感染，同时建议患者多喝水，保持 24 小时排尿量在 1200ml 以上，避免结晶尿的发生。

案例7

【处方描述】

（1）患者信息

性别：女；年龄：44 岁

（2）临床诊断

非特异性尿道炎；急性阴道炎

（3）处方

药品名称	规格	用法用量
头孢呋辛酯片	0.25g×12 片	0.25g, po, bid
环丙沙星片	0.25g×10 片	0.25g, po, bid
硝呋太尔制霉素阴道软膏	3g×1 支	适量, 外用, qd

【处方问题】 联合用药不适宜：头孢呋辛酯片、环丙沙星片。

【处方分析】 患者诊断为非特异性尿道炎，联用头孢呋辛酯片、环丙沙星片进行治疗。根据《抗菌药物临床应用指导原则（2015 年版)》，对于尿路感染，急性单纯性上、下尿路感染病原菌 80% 以上为大肠埃希菌；而复杂性尿路感染的病原菌仍以大肠埃希菌多见，也可为肠球菌、变形杆菌、克雷伯菌属等；治疗的原则是给予抗感染治疗前留取清洁中段尿，做病原学及药敏试验；未取得病原学结果前，可以根据可能的病原菌经验性地给予抗感染治疗；可以选择主要经尿排泄的喹诺酮类抗菌药物，例如环丙沙星或左氧氟沙星或第二、三代头孢类抗菌药物进行经验性的抗感染治疗。

在此病例中，患者未明确病原菌种类，经验性抗感染治疗应覆盖泌尿系常见的病原菌如大肠埃希菌，该菌属于革兰阴性菌，单独予二代头孢菌素头孢呋辛酯片或单独予喹诺酮类环丙沙星片即可，头孢呋辛酯片和环丙沙星片均可覆盖致病菌，无需联用。

【干预建议】 单独予头孢呋辛酯片或环丙沙星片进行尿路感染的经验性抗感染治疗。

案例 8

【处方描述】

（1）患者信息

性别：女；年龄：73 岁

（2）临床诊断

血液透析状态；慢性肾脏病贫血；肾性高血压；肾性骨病；肺部感染

（3）处方

药品名称	规格	用法用量
右旋糖酐铁片	25mg×60 片	50mg，po，tid
莫西沙星片	0.4g×3 片	0.4g，po，qd

【处方问题】 联合用药不适宜：右旋糖酐铁片、莫西沙星片。

【处方分析】 右旋糖酐铁片与莫西沙星片联合用药不适宜。喹诺酮类药物会与碱金属和过渡态金属阳离子以螯合物形式结合。喹诺酮类药物包括莫西沙星与含有铁、锌复合维生素，或与处方中含有二价和三价阳离子的药物同时使用，可能大大影响其吸收，导致血浆中的药物浓度远低于预期。因此，应在使用这些药物至少 4 小时前或 8 小时后口服莫西沙星。处方中莫西沙星与右旋糖酐铁在同一时间给药不适宜。

【干预建议】 口服莫西沙星片后间隔 4 小时再服用右旋糖酐铁片或改用多糖铁复合物每晚 1 次服用。

（雷露雯 肖 洒）

第八节　呼吸系统药物选择不适宜案例分析

一、老年常见呼吸系统疾病

老年呼吸系统疾病是临床上常见的系统性疾病。随着生活方式的转变及环境的影响，近年来老年呼吸系统疾病患病率呈现上升的趋势。因老年人的体质较弱，其抵抗力较差，各器官功能均处于衰退阶段，如呼吸系统解剖结构出现改变，呼吸系统抵抗力以及呼吸功能均出现下降趋势，且老年人常合并多种慢性基础性疾病，如高血压、冠心病及糖尿病等。在多种基础性疾病的作用和影响下，老年人患上呼吸系统疾病的风险进一步增加。临床上常见的老年呼吸系统疾病主要有慢性阻塞性肺疾病、支气管哮喘、肺炎等。所以老年呼吸系统疾病用药主要以治疗上述疾病为主。

1. 慢性阻塞性肺疾病　慢性阻塞性肺疾病（chronic obstructive pulmonary disease，COPD）简称慢阻肺，是一种常见的以持续气流受限为特征、可以预防和治疗的疾病，气流受限呈进行性发展，与气道和肺脏对有毒颗粒和气体的慢性炎症反应增强有关。慢性咳嗽、咳痰、气短或呼吸困难、或伴有喘息和胸闷是主要的临床表现，通常首发症状为慢性咳嗽，而气短或呼吸困难则是慢阻肺的标志性症状，早期仅见于剧烈活动后，后期逐渐加重，表现在日常活动甚至休息时也出现气短。慢阻肺确诊需要根据患者的发病危险因素（如吸烟与环境职业污染）、临床症状、体征及肺功能检查等进行综合分析确定，并根据是否急性加重分为慢阻肺急性加重期与稳定期。慢阻肺的分期对治疗方案的确定以及治疗目标的管理有重要意义，对于稳定期的治疗目标是减轻症状和降低未来急性加重的风险，而急性加重期则是尽可能减少本次急性加重造成的不良影响，并预防未来急性加重的发生。常用的治疗慢阻肺的药物如下。①支气管扩张剂：β_2 受体激动剂（如短效的沙丁胺醇、特布他林，长效的福莫特罗、茚达特罗）、抗胆碱药（如短效的异丙托溴铵，长效的噻托溴铵）、茶碱类药物（如茶碱与氨茶碱）；②糖皮质激素（如口服与静脉用糖皮质激素）；③联合制剂：ICS/LABA 联合制剂（布地奈德福莫特罗、氟替卡松沙美特罗）、LABA/LAMA 联合制剂（福莫特罗格隆溴铵、茚达特罗格隆溴铵）、SABA/SAMA（沙丁胺醇异丙托溴铵）；④磷酸二酯酶 4（PDE-4）抑制剂：罗氟司特；⑤其他：祛痰药（氨溴索、乙酰半胱氨酸）、抗氧化剂（N-乙酰半胱氨酸、羧甲司坦等）。由于老年慢阻肺患者的 β_2 受体数量减少和（或）功能降低，需要警惕老年患者使用该药时疗效不佳而盲目增加剂量导致药物不良反应发生的问题。

2. 支气管哮喘 支气管哮喘，简称哮喘，是临床上常见的呼吸道慢性炎症性疾病，是由多种细胞包括某些免疫细胞（如嗜酸性粒细胞、肥大细胞、T淋巴细胞、中性粒细胞）、平滑肌细胞、气道上皮细胞等及细胞组分参与的气道慢性炎症性疾病。在老年哮喘患者中，约有半数患者的诱发与动物接触、粉尘或烟气暴露有关，且肥胖、共存疾病及其治疗药物等危险因素共同促使老年哮喘的发生与发展。哮喘分期通常依据其临床表现，可分为急性发作期、慢性持续期和临床控制期，而老年哮喘急性发作的常见诱因包括呼吸道感染、接触变应原、胃食管反流、充血性心力衰竭与药物等，其治疗目标在于达到哮喘症状的良好控制，维持正常的活动水平。同时尽可能减少急性发作和死亡、肺功能不可逆损害和药物相关不良反应的风险。哮喘治疗的药物通常分为控制药物、缓解药物与重度哮喘附加治疗药物。其中控制药物主要通过抑制炎症反应使哮喘维持临床控制，需要长期每天使用。该类型药物包括吸入型糖皮质激素与全身使用型激素、白三烯受体拮抗剂、长效 β_2 受体激动剂、茶碱类、肥大细胞膜稳定剂等。而缓解药物又称急救药物，因其能迅速解除支气管痉挛从而缓解哮喘症状，通常在有症状时按需使用，该类型药物包括速效吸入和短效口服 β_2 受体激动剂、吸入型抗胆碱能受体药物、全身性激素、短效茶碱等。重度哮喘附加治疗药物主要为生物靶向药物，包括抗 IgE 单克隆抗体、抗 IL-5 及其受体的单克隆抗体和抗 IL-4 受体单克隆抗体等。

3. 老年肺炎 肺炎主要由细菌、病毒等病原体引起的肺部感染，通常按照肺炎的发病场所分为社区获得性肺炎与医院获得性肺炎等。老年性肺炎的诊断通常具有延迟性，加上老年人免疫功能减退以及合并的多种基础性疾病，因此老年肺炎的死亡率通常较其他年龄阶段高，其中 70 岁以上老年患者的肺炎死亡率大于 25%。老年人的免疫系统功能降低，同时合并有如恶性肿瘤、糖尿病、慢性呼吸系统疾病、慢性心力衰竭等并发症，都是肺炎发病的危险因素，除此之外误吸也是老年肺炎的一个重要发病机制。老年肺炎的临床表现通常不典型，且与严重程度不成比例，常缺乏咳嗽、咳痰、发热等肺炎典型的临床表现，此外老年肺炎的肺部体征也不典型，通常需要借助辅助检查，如血常规、C 反应蛋白与 D-二聚体等以及影像学检查来诊断。抗感染治疗是老年肺炎的主要治疗方式，原则是早期、适当、足量与短疗程，宜采用静脉给药的方式进行抗感染治疗。主要的抗感染药物包括抗细菌药物（β-内酰胺类及其酶抑制剂复合物、大环内酯类抗生素、氟喹诺酮类药物、氨基糖苷类与四环素类等）、抗真菌药物与抗病毒药物等。值得注意的是，因老年人免疫功能减退以及广谱抗生素的长期大剂量使用，容易引起包括肺部及胃肠道的菌群失调，导致二重感染的发生。此外大多数抗菌药物主要经过肾脏代谢与排泄，尤其是 β-内酰胺类以及氨基糖苷类，而老年人肾功能减退时需要调整给药剂量，从而减少不良反应的发生。

二、常见呼吸系统药物选择特点

常见呼吸系统药物选择见表 2-7。

表 2-7 常见呼吸系统药物选择

药物分类和名称	用药注意	用药风险	建议
糖皮质激素	中、重度慢性阻塞性肺疾病患者维持治疗：在吸入糖皮质激素有效时，应避免全身使用糖皮质激素	全身使用糖皮质激素药品不良反应发生率高	COPD 患者不优先考虑全身使用糖皮质激素
抗毒蕈碱类支气管扩张剂（如异丙托溴铵、噻托溴铵）	闭角型青光眼或膀胱流出道梗阻史者避免使用	加重青光眼或可能造成尿潴留	—
β₂ 受体激动剂类支气管扩张剂（如沙丁胺醇、特布他林、福莫特罗、茚达特罗）	不宜与非选择性 β 受体阻断剂如普萘洛尔合用	常见不良反应有心律不齐、肌颤、头痛、低钾血症等，长期应用可造成 β₂ 受体数目减少，产生耐药	慢性阻塞性肺疾病急性加重（AECOPD）的患者首选短效的 β₂ 受体激动剂
茶碱类支气管扩张剂（如茶碱、氨茶碱）	血药浓度个体差异大，治疗窗窄，需监测血药浓度和避免不良反应	茶碱过量时会产生严重的心血管、神经毒性，并显著增加病死	不作为 AECOPD 的一线用药；建议选用副作用较小的二羟丙茶碱
白三烯受体拮抗剂（如孟鲁司特）	在用药期间应监测老年患者的神经精神症状	可增加神经精神事件（如烦躁不安、抑郁、失眠、自杀念头及行为）的风险	提醒所有患者该药的潜在行为及情绪相关变化
IgE 单克隆抗体（如奥马珠单抗）	用于经吸入型糖皮质激素和 β₂ 受体激动剂治疗仍不能有效控制症状的中至重度持续性哮喘	—	不推荐用于哮喘急性加重期或急性发作的治疗
ICS/LABA 联合制剂（布地奈德福莫特罗、氟替卡松沙美特罗）	长期大剂量使用可发生类似口服激素的不良反应，但风险较低	可增加老年患者口咽部假丝酵母菌病（鹅口疮）的风险	与口服糖皮质激素或抗菌药物同时使用时，需注意加强漱口；在维持哮喘或 COPD 稳定情况下，尽可能减少吸入剂量

药物分类和名称	用药注意	用药风险	建议
抗菌药物（如β-内酰胺类及其酶抑制剂复合物、大环内酯类抗生素、氟喹诺酮类药物、氨基糖苷类与四环素类等）	因老年人常伴有不同程度的肾功能减退，与血浆蛋白水平降低，应避免选用具有肾毒性的抗菌药物，同时调整主要经肾排泄抗菌药物的剂量；肝功能减退时，避免长期大剂量使用经肝脏清除的抗菌药物	长期大剂量使用广谱抗菌药物可导致二重感染的发生；喹诺酮类易诱发老年人中枢神经系统不良反应，如谵妄、诱发癫痫等；氨基糖苷类易引起老年人肾毒性与耳毒性的不良反应；碳青霉烯类在老年患者中神经系统与消化系统不良反应较为突出；大环内酯类，如阿奇霉素可增加老年患者心脏毒性如尖端扭转型室性心动过速和致死性心律失常的风险	老年人胃肠动力减弱，胃酸减少，口服抗生素吸收效果不佳，建议治疗老年性肺炎时宜选用非口服途径；建议选用毒性低且具有杀菌作用的抗菌药物，尽可能避免使用或联合使用具有肝肾毒性的抗菌药物；尽可能根据病原菌选用窄谱抗菌药物，缩短广谱抗菌药物使用疗程

（雷露雯　王　铿）

三、常见处方审核案例详解

案例1

【处方描述】

（1）患者信息

性别：女；年龄：65岁

（2）临床诊断

慢性阻塞性肺疾病

（3）处方

药品名称	规格	用法用量
吸入用复方异丙托溴铵溶液	2.5ml×6支	2.5ml，超声雾化，tid
硫酸特布他林雾化液	2ml：5mg×6支	5mg，超声雾化，tid
吸入型布地奈德混悬液	2ml：1mg×6支	1mg，超声雾化，tid
头孢呋辛酯片	0.125g×12片	0.25g，po，bid

【处方问题】 1. 适应证不适宜：头孢呋辛酯。

2. 重复用药：复方异丙托溴铵、特布他林。

【处方分析】 患者没有与感染相关的诊断，使用抗菌药物依据不足。复方异丙托溴铵由异丙托溴铵和沙丁胺醇两种成分组成，用于需要多种支气管扩张剂联合使用的患者，用于治疗气道阻塞性疾病有关的可逆性支气管痉挛。是SABA＋SAMA组合方案。特布特林跟沙丁胺醇均是肾上腺素 β_2 受体激动剂（SABA），通过选择性兴奋 β_2 受体扩张支气管。两者合用可增加不良反应，应慎重。

【干预建议】　1. 与医生沟通，如果患者的确存在感染，明确并完善感染诊断后再用药。

2. 停用吸入用复方异丙托溴铵溶液，改用吸入用吸入用异丙托溴铵溶液。或停用特布他林雾化液，选用复方异丙托溴铵和吸入用布地奈德混悬液（两者均单独雾化），根据细菌感染指征合理选择抗菌药物。

案例2

【处方描述】

（1）患者信息

性别：女；年龄：65岁

（2）临床诊断

慢性鼻炎；急性化脓性扁桃体炎

（3）处方

药品名称	规格	用法用量
鼻炎康片	0.37g×96 片	1.48g, po, tid
复方甲氧那明胶囊	复方×36 粒	2 粒, po, tid
氯雷他定片	10mg×6 片	10mg, po, qd
注射用头孢噻肟钠 舒巴坦钠	1.5g×2 支	3.0g，用 100ml 0.9%氯化钠稀释后静滴, qd

【处方问题】　1. 药物选择不适宜：注射用头孢噻肟钠舒巴坦钠。

2. 用法用量不适宜：注射用头孢噻肟钠舒巴坦钠每日 2～4 次。

3. 重复用药：鼻炎康、复方甲氧那明均含有马来酸氯苯那敏，与氯雷他定也属重复用药。

【处方分析】　根据《抗菌药物临床应用指导原则（2015 版）》，急性细菌性咽炎及细菌性扁桃体炎的病原菌主要为 A 组溶血性链球菌，少数为 C 或 G 组溶血性链球菌。抗菌药物以青霉素为首选，或口服阿莫西林，疗程均为 10 天。青霉素过敏者可口服四环素或者喹诺酮类、大环内酯类。其他可选药物有口服第一代、第二代头孢菌素，疗程 10 天。选择第三代头孢菌素与抑菌酶为选药不适宜。头孢噻肟钠和舒巴坦钠的血消除半衰期短（分别为 1.5 小时和 1 小时），一日一次给药频次不够，易致耐药。抗菌药物频次建议按规范使用。

鼻炎康每片重 0.37g（含马来酸氯苯那敏 1mg），复方甲氧那明每片含马来酸氯苯那敏2mg。两药合用，马来酸氯苯那敏24mg/d，超出规定剂量。

【干预建议】 建议停用复方甲氧那明胶囊、氯雷他定片。用指导原则推荐的抗菌药物进行换用。

（冯焕村　陈文瑛）

案例3

【处方描述】

（1）患者信息

性别：男；年龄：71岁

（2）临床诊断

慢性阻塞性肺疾病急性加重期；口咽部念珠菌感染

（3）处方

药品名称	规格	用法用量
苏黄止咳胶囊	0.45g×27粒	13.5g，po，tid
吸入用异丙托溴铵溶液	2.5ml×6支	2.5ml，超声雾化，tid
吸入用布地奈德混悬液	2ml∶1mg×6支	1mg，超声雾化，bid
硫酸特布他林雾化液	2.5mg×12支	5mg，超声雾化，tid
伏立康唑片	200mg×12片	200mg，po，bid
布地奈德福莫特罗粉吸入剂	160μg	1吸，inh，bid

【处方问题】 药物选择不适宜：伏立康唑片。

【处方分析】 该患者因口咽部念珠菌感染口服使用伏立康唑进行抗真菌治疗。伏立康唑是一种广谱的三唑类抗真菌药，通过抑制真菌14α-去甲基酶，抑制羊毛甾醇向麦角固醇转化，导致麦角固醇缺乏，使细胞膜通透性增加，进而导致真菌的溶解和死亡，而相关共识推荐其作为氟康唑治疗无效的替代治疗。根据《中国成人念珠菌病诊断与治疗专家共识（2020年版）》，对于口咽部念珠菌病的患者，轻症推荐选用碳酸氢钠溶液、氯己定溶液含漱，制霉菌素混悬液等外用，中、重度可口服氟康唑，在氟康唑治疗无效的情况下可给予伊曲康唑、泊沙康唑、两性霉素B、伏立康唑或棘白菌素类药物替代治疗。此外，布地奈德福莫特罗粉吸入剂不宜与CYP3A4强效抑制剂联用，而伏立康唑为CYP3A4强效抑制剂。综上，该患者选用伏立康唑口服治疗口咽部真菌感染不合理。

【干预建议】 1. 结合患者实际情况，停用伏立康唑，换用口服氟康唑治疗口咽部念珠菌感染，此外氟康唑为CYP3A4中效抑制剂，与布地奈德福莫特罗的相互作用较伏立康唑小。

2. 因患者口腔念珠菌感染，建议布地奈德福莫特罗粉吸入剂使用期间加强漱口。

案例 4

【处方描述】

（1）患者信息

性别：男；年龄：68 岁

（2）临床诊断

支气管哮喘；糖尿病

（3）处方

药品名称	规格	用法用量
吸入用异丙托溴铵溶液	2.5ml×6 支	2.5ml，超声雾化，tid
吸入用布地奈德混悬液	2ml：1mg×6 支	1mg，超声雾化，bid
硫酸特布他林雾化液	2.5mg×12 支	5mg，超声雾化，tid
孟鲁司特钠片	10mg×3 片	10mg，po，qn
盐酸西替利嗪片	10mg×3 片	10mg，po，qd
二甲双胍片	500mg×12 片	1000mg，po，bid
格列美脲片	1mg×3 片	1mg，po，qd
阿卡波糖片	100mg×9 片	100mg，po，tid
布地奈德福莫特罗粉吸入剂	160μg	1 吸，inh，bid
盐酸莫西沙星氯化钠注射液	0.4g：250ml	0.4g，ivgtt，qd

【处方问题】　药物选择不适宜：盐酸莫西沙星氯化钠注射液。

【处方分析】　根据《支气管哮喘防治指南（2020 年版)》，哮喘急性发作并非由细菌感染引起，除非有明确的细菌感染的证据，如发热、脓性痰及肺炎的影像学依据等。该患者无感染相关诊断，使用抗菌药物依据不足。

氟喹诺酮类抗菌药物莫西沙星使用期间可干扰血糖水平，可导致血糖升高或降低，而血糖紊乱主要发生于同时口服降血糖药的情况下，特别是磺酰脲类药物的老年患者中。患者口服磺酰脲类格列美脲，选用莫西沙星抗感染治疗欠合理。

【干预建议】　1. 与医生沟通，如果患者的确存在感染，完善感染诊断后再用药。

2. 因患者有糖尿病且需口服降血糖药治疗，在明确感染的情况下，建议选用对血糖水平干扰较小或无的抗菌药物，如β - 内酰胺类等进行抗感染治疗。

案例 5

【处方描述】

（1）患者信息

性别：女；年龄：73 岁

（2）临床诊断

肺炎（肺炎克雷伯菌）；糖尿病

（3）处方

药品名称	规格	用法用量
二甲双胍片	500mg×12 片	1000mg，po，bid
阿卡波糖片	100mg×9 片	100mg，po，tid
阿莫西林克拉维酸钾	1.2g×6 支	1.2g，用 100ml 0.9%氯化钠稀释后静滴，q8h

【处方问题】 药物选择不适宜：阿莫西林克拉维酸钾。

【处方分析】 阿莫西林克拉维酸钾属于广谱青霉素与酶抑制剂组成的复方制剂，可经验性用于肺炎，特别是社区获得性肺炎的治疗。该药对肺炎的常见致病菌，如革兰阳性菌的肺炎链球菌、金黄色葡萄球菌作用较强，对革兰阴性菌如流感嗜血杆菌及卡他莫拉菌亦有效，但对肠杆菌目细菌的作用效果较差，比如对克雷伯菌属的抗菌作用不强，对非发酵菌属，包括铜绿假单胞菌、嗜麦芽窄食单胞菌无效。因此该患者的肺炎已明确病原菌是由肺炎克雷伯菌导致，选用阿莫西林克拉维酸钾进行抗感染治疗不合理。

【干预建议】 根据患者的病史及抗菌药物用药史，并结合当地肺炎克雷伯菌耐药检测数据，可经验性选择其他 β‑内酰胺类/β‑内酰胺酶抑制剂复合物，如哌拉西林钠他唑巴坦钠或头孢哌酮钠舒巴坦钠等进行抗感染治疗。

（雷露雯　王　铿）

第九节　抗胆碱酯酶药物选择不适宜案例分析

一、常见抗胆碱酯酶药物选择特点

常见抗胆碱类药物见表2‑8。

表2‑8　常见抗胆碱类药物

药物分类和名称	用药注意	用药风险	建议
第一代抗组胺药：溴苯那敏、卡比沙明、氯苯那敏、氯马斯汀、赛庚啶、右旋溴苯那敏、右氯苯那敏、茶苯海明、苯海拉明、多西拉敏、羟嗪、氯苯甲嗪、异丙嗪、苯丙烯啶等	老年人避免使用	抗胆碱能作用强；清除率随年龄增长而下降；用作安眠药时耐受性增强；有意识混乱的风险；有口干、便秘等抗胆碱类不良反应	确需使用时，建议选择氯雷他定、西替利嗪、非索非那定等相对安全的抗组胺药物

药物分类和名称	用药注意	用药风险	建议
抗帕金森病药物：苯海索、阿托品	老年人避免使用	不推荐用于抗精神病药物引起的锥体外系反应	可选择复方左旋多巴、罗匹尼罗等较有效的抗帕金森病药物
抗M胆碱药：阿托品、颠茄生物碱、双环维林、山莨菪碱、丙胺太林、东莨菪碱、托特罗定、索利那新等	老年人避免使用	抗胆碱能作用强，疗效不确切	—
单独或联合使用抗抑郁药：阿米替林、阿莫沙平、氯丙咪嗪、地昔帕明、多塞平（>6mg/d）、丙咪嗪、去甲阿米替林、帕罗西汀、普罗替林、曲米帕明等	老年人避免使用。选择5-羟色胺再摄取抑制剂（SSRIs）如舍曲林、西酞普兰、艾司西酞普兰可作为老年抑郁障碍患者一线治疗	抗胆碱能作用强，导致镇静及直立性低血压；低剂量多塞平（≤6mg/d）安全性与对照组相当	—
丙吡胺	老年人避免使用	潜在负性肌力作用可能引起老年患者心力衰竭；抗胆碱能作用强	首选其他抗心律失常药物
季铵类抗胆碱药：噻托溴铵、异丙托溴铵、格隆溴铵等	老年患者可按推荐剂量使用		

二、常见处方审核案例详解

案例1

【处方描述】

（1）患者信息

性别：女；年龄：71岁

（2）临床诊断

膀胱过度活动症；侵袭性肺真菌病；多发性骨髓瘤

（3）处方

药品名称	规格	用法用量
酒石酸托特罗定片	1mg×14片	4mg，po，qd
伏立康唑分散片	200mg×14片	200mg，po，bid

【处方问题】 1. 药物选择不适宜：老年人应慎用或避免使用托特罗定。

2. 联合用药不适宜：托特罗定、伏立康唑。

【处方分析】 根据Beers标准，托特罗定对老年人可能为潜在不适当用药，应慎用或禁用。托特罗定可能诱发或者加重谵妄，避免用于谵妄风险高的老年患者。因存在中枢神经系统不良反应，避免用于痴呆或认知障碍患者。托特罗定属竞争性的胆碱受体拮抗剂。对膀胱功能有突出的作用。

伏立康唑属强效的 CYP3A4 酶抑制剂。对于正在服用 CYP3A4 酶抑制剂的患者，应该将托特罗定的剂量减少到 1mg，每日 2 次。

【干预建议】 建议将托特罗定的剂量减少到 1mg，每日 2 次。观察托特罗定的毒副作用及患者的耐受情况，尤其是谵妄和认知障碍情况，不能耐受者建议换用其他药物。伏立康唑不良反应较为常见，应告知患者服用伏立康唑有视物模糊和畏光，有光毒性，服药期间应避免强烈的阳光直射，其他副作用可能有恶心、呕吐、腹泻、幻觉、剥脱性皮炎、心律失常等，应注意监测，并定期监测肝功能。伏立康唑服用时间为餐前或餐后至少 1 小时。

案例 2

【处方描述】

（1）患者信息

性别：男；年龄：67 岁

（2）临床诊断

肾绞痛；良性前列腺增生；老年痴呆症（轻度）

（3）处方

药品名称	规格	用法用量
阿托品注射液	1ml：10mg	10mg，im，qd
盐酸多奈哌齐片	10mg×7 片	10mg，po，qd

【处方问题】 1. 药物选择不适宜：前列腺肥大患者禁用阿托品注射液；60 岁以上老人慎用阿托品。

2. 用法用量不适宜：用于解除平滑肌痉挛时，阿托品成人常用量为每次 0.3～0.5mg，一日 0.5～3mg，日极量 2mg。

3. 联合用药不适宜：阿托品注射液、多奈哌齐片。

【处方分析】 根据 Beers 标准，阿托品对老年人可能为潜在不适当用药，应慎用或禁用。阿托品属典型的 M 胆碱受体阻断剂，对腺体分泌影响较大，老年人容易发生抗 M 胆碱样副作用，如排尿困难、便秘、口干，也易诱发未经诊断的青光眼，对老年人易致汗液分泌减少，影响散热，夏天使用需谨慎。青光眼及前列腺肥大者、高热者禁用。

阿托品剂量应严格把握，用于解除平滑肌痉挛与解毒剂量差别大，应谨慎。用于解除平滑肌痉挛时，阿托品成人常用量为每次 0.3～0.5mg，一日 0.5～3mg，日极量 2mg。

多奈哌齐属胆碱酯酶抑制药，与抗胆碱药（如阿托品、奥昔布宁、托特罗定、东莨菪碱、山莨菪碱、樟柳碱等）合用时，两者存在药理拮抗作用，抗胆碱药的药效可能降低。

【干预建议】　建议用非抗胆碱类平滑肌解痉药如间苯三酚替代阿托品。间苯三酚的特点是不具有抗胆碱作用，在解除平滑肌痉挛的同时，不会产生一系列抗胆碱样副作用。

案例3

【处方描述】

（1）患者信息

性别：女；年龄：81岁

（2）临床诊断

帕金森症；皮肤瘙痒症；胆绞痛；开角型青光眼

（3）处方

药品名称	规格	用法用量
马来酸氯苯那敏片	4mg×14 片	4mg, po, qn
消旋山莨菪碱片	10mg×14 片	10mg, po, tid
苯海索片	2mg×14 片	2mg, po, bid

【处方问题】　1. 药物选择不适宜：老年患者应避免使用马来酸氯苯那敏、消旋山莨菪碱、苯海索。

2. 存在用药禁忌证：青光眼患者禁用消旋山莨菪碱片、苯海索片。

3. 联合用药不适宜：三个药物的抗胆碱作用均较强，联合用药易增加不良反应的发生率，如尿潴留、便秘、口干、麻痹性肠梗阻等。

【处方分析】　马来酸氯苯那敏作为第一代抗组胺 H_1 受体拮抗剂，其有明显的中枢抑制作用，可增加老人跌倒风险，抗胆碱作用强。根据 Beers 标准，马来酸氯苯那敏应避免用于老年患者。

苯海索为中枢抗胆碱类的抗帕金森症药，其主要作用于选择性阻断纹状体的胆碱能神经通路，对外周作用较小，有利于恢复帕金森症患者脑内多巴胺和乙酰胆碱的平衡，改善症状。老年人长期应用苯海索易促发青光眼或加重青光眼患者病情，因此，青光眼患者禁用。根据 Beers 标准，因为有更有效和更安全的药物，应避免应用苯海索治疗老年患者的帕金森症。因为苯海索的抗胆碱能特性可加重谵妄状态或者增加中枢神经系统的不良反应。同时，可导致尿量减少和尿潴留的发生，因此，应避免用于有下尿路症状或者前列腺增生的老年患者。

消旋山莨菪碱是抗 M 胆碱受体药物，具有外周抗 M 胆碱受体的作用，能解除乙酰胆碱所致的平滑肌痉挛、胃肠绞痛、胆道痉挛以及有机磷中毒等。老年人应用消旋山莨菪碱可加重青光眼患者病情，因此，青光眼患者禁用。该药可导致尿潴留、口干、视物模糊等，根据 Beers 标准老年患者应慎用或避免使用该药。

【干预建议】 建议用复方左旋多巴或者罗匹尼罗＋左旋多巴替代苯海索。建议用氯雷他定替代马来酸氯苯那敏。氯雷他定作为第二代抗组胺药，其中枢抑制作用弱，老年人使用较为安全。建议用屈他维林替代消旋山莨菪碱。屈他维林为异喹啉类衍生物，是直接作用于平滑肌细胞的亲肌性解痉药，不影响自主神经系统，老年人使用较为安全。

此外，需要注意苯海索突然撤药可导致症状急性加重，换用其他治疗方案前应逐步减量停药。

案例 4

【处方描述】

（1）患者信息

性别：男；年龄：78 岁

（2）临床诊断

尿失禁；阿尔茨海默症

（3）处方

药品名称	规格	用法用量
酒石酸托特罗定缓释胶囊	2mg×14 片	4mg，po，qd
多奈哌齐片	10mg×14 片	10mg，po，qd
美金刚片	10mg×14 片	10mg，po，qd

【处方问题】 1. 药物选择不适宜：阿尔茨海默症患者应避免使用托特罗定；多奈哌齐可诱发尿失禁；尿失禁患者应考虑是否由多奈哌齐引起。

2. 联合用药不适宜：托特罗定、多奈哌齐。

【处方分析】 托特罗定属强抗胆碱药物，为毒蕈碱受体拮抗剂，而毒蕈碱为经典的 M 胆碱受体激动药，对膀胱具有较强的选择作用。但托特罗定对认知的影响应引起重视。诸多研究表明，在认知正常的老年人中使用抗胆碱药物可加重脑萎缩并引起认知障碍，在有替代疗法的前提下，建议老年人避免使用抗胆碱药物的治疗，或者进行保守治疗。根据 Beers 标准，托特罗定对老年人可能为潜在不适当用药，应慎用或禁用。因有中枢神经系统不良反应，应避免用于阿尔茨海默症或认知障碍患者。

多奈哌齐属于第二代胆碱酯酶抑制剂，主要通过抑制乙酰胆碱酯酶对乙酰胆碱的水解作用，从而增加受体部位的乙酰胆碱含量来发挥作用。多奈哌齐可产生全身性的副作用，其中尿失禁是说明书中所述的常见不良反应之一，因为多奈哌齐同样可以引起外周胆碱增多。阿尔茨海默症患者的逼尿肌与一般普通老年人相比更容易过度活动，因此阿尔茨海默症患者患尿失禁的概率更大。使用多奈哌齐时应该考虑是否由药物本身引起尿失禁。

　　胆碱酶抑制剂多奈哌齐与抗胆碱药托特罗定合用时，两者存在药理拮抗作用，抗胆碱药的药效可能降低。属联合用药不适宜。

　　【干预建议】　建议停用多奈哌齐，保留美金刚。停用托特罗定。同为抗胆碱药的索利那新对膀胱逼尿肌的选择性更强，且一般不影响认知，可用于替代托特罗定。

（陈文瑛　冯焕村）

第三章

老年慢性病联合用药不适宜案例分析

联合用药是指为了达到治疗目的而采用的两种或两种以上药物同时或先后应用。其主要目的一方面是希望同时治疗多种疾病，另一方面是为了增加药物的疗效，或为了减轻药物的毒副作用。但是有时不适宜的联合用药也可能产生相反的结果，这其中药物不良相互作用对治疗效果的影响最大。

药物不良相互作用即指两种或两种以上药物同时或在一定时间内先后使用时，在机体因素如药物代谢酶、药物转运蛋白、药物结合蛋白、药物基因多态性等的影响下，药物因相互作用而发生的药动学或（和）药效学的变化，临床导致的结果为药效减弱或毒副作用加重。药物在体内的生物转化一般涉及专一性酶和非专一性酶两类催化酶。前者指选择性高、活性强的酶，如胆碱酯酶、单胺氧化酶等。非专一性酶主要指混合功能氧化酶系统，以细胞色素 P450（cytochrome P450，简称 CYP450）为主。其中 CYP450 被抑制或被诱导是产生代谢性药物相互作用的重要原因。在老年慢病常用药物中，其中影响 CYP450 酶系属心血管系统类的药物有华法林、阿司匹林、氯吡格雷、胺碘酮、硝苯地平、氨氯地平、地尔硫䓬和依那普利等；消化系统类的药物有奥美拉唑、兰索拉唑、西咪替丁和西沙比利等；内分泌系统类的药物有非那雄胺、格列本脲、格列吡嗪、格列美脲和甲苯磺丁脲等；呼吸系统类的药物有茶碱和可待因等。当这些药物与其他药物存在不适宜的联合用药时，可能会产生以下几种情况：①联合用药致不良反应叠加；②联合用药致药动学变化；③引起不良反应发生率升高；④联合用药因肝药酶代谢影响致血药浓度变化；⑤联合用药获益不明显或药效下降；⑥其他联合用药不适宜。以下针对上述情况列举临床常见联合用药不适宜的案例。

第一节　联合用药致不良反应叠加案例分析

案例1
【处方描述】
（1）患者信息

性别：男；年龄：62 岁

（2）临床诊断

高血压 2 级

（3）处方

药品名称	规格	用法用量
厄贝沙坦片	150mg×30 片	150mg，po，qd
培哚普利叔丁胺片	4mg×30 片	4mg，po，qd
螺内酯片	20mg×30 片	20mg，po，bid

【处方问题】 联合用药不适宜：培哚普利与厄贝沙坦合用，培哚普利与螺内酯合用不适宜。

【处方分析】 厄贝沙坦为血管紧张素Ⅱ受体拮抗剂（ARB），培哚普利为血管紧张素转换酶抑制剂（ACEI）。合用后对肾素－血管紧张素系统（RASS）具有双重阻断作用，进而导致肾毒性的作用增加。根据《中国高血压防治指南（2018 版）》和《高血压合理用药指南（第 2 版）》，均认为一般不常规推荐 ARB 与 ACEI 合用。两药合用时弊大于利，ARB 与 ACEI 联合治疗与 ARB、ACEI 单药治疗相比，不仅不能更有效降低心脑血管并发症的风险，相反显著增加不良反应和肾功能损害的风险，不作为常规推荐的联合用药方案。

螺内酯是保钾利尿药，抑制远曲小管的钠－钾交换。ACEI 与保钾利尿药合用增加发生严重高钾血症的风险，尤其是肾损害时。应尽量避免合用，严密监测血钾水平。

【干预建议】 建议根据患者的实际情况优化降压方案，如优化为厄贝沙坦＋氢氯噻嗪的方案，或者 ARB＋CCB 的方案。在达到血压达标的前提下，保护靶器官和减少副作用是选药依据。

案例 2

【处方描述】

（1）患者信息

性别：男；年龄：65 岁

（2）临床诊断

2 型糖尿病；高血压

（3）处方

药品名称	规格	用法用量
琥珀酸美托洛尔缓释片	47.5mg×30 片	47.5mg，po，qd
消渴丸	0.25g×210 粒	5 粒，po，tid
格列齐特缓释片	30mg×30 片	30mg，po，qd

【处方问题】 1. 联合用药不适宜：消渴丸与格列齐特合用可加重低血糖；美托洛尔＋降糖药。

2. 重复给药：消渴丸（含格列苯脲）与格列齐特属重复用药。

【处方分析】 消渴丸每10粒含格列苯脲（磺酰脲类）2.5mg，主要不良反应是低血糖。肝肾功能不全者禁用，老年患者使用应尤其注意，不应与磺酰脲类降糖药（格列齐特）合用。

美托洛尔是β受体阻断剂，是作用于β肾上腺能受体的儿茶酚胺竞争性拮抗剂，能增强胰岛素的降糖效应，可导致低血糖；也能干扰低血糖时机体的升血糖反应，阻碍肝糖酵解；同时，美托洛尔还可拮抗磺酰脲类药物的促胰岛素分泌作用，也可致高血糖。

格列齐特的最常见不良反应是低血糖，应密切留意。

【干预建议】 建议停用消渴丸，单用格列齐特并密切监测血糖情况，如果血糖不达标可加用二甲双胍或其他降糖药。建议用其他降压药替代美托洛尔，如ACEI 或 ARB 或联合用药方案，并根据血压的情况制定降压治疗方案。

案例3
【处方描述】
（1）患者信息
性别：女；年龄：68 岁
（2）临床诊断
房颤；心力衰竭
（3）处方

药品名称	规格	用法用量
盐酸胺碘酮片	0.2g×30 片	0.2g, po, qod
华法林片	3mg×30 片	3mg, po, qd
地高辛片	0.25mg×30 片	0.125mg, po, qd

【处方问题】 1. 联合用药不适宜：胺碘酮与华法林合用、胺碘酮与地高辛不合适。

2. 药物选择不适宜：老年人应慎用或避免使用胺碘酮。

【处方分析】 按照 Beers 标准，胺碘酮为潜在不适当用药，老年人应禁用或慎用，不过该患者合并心衰，可酌情使用，建议监测血药浓度并注意其不良反应。胺碘酮属Ⅲ类抗心律失常药，可与多种药物发生相互作用，胺碘酮的半衰期长。胺碘酮可通过抑制 CYP2C9 而提高 CYP2C9 底物如华法林的血浆浓度，增加华法林的效应，可能导致严重或致命性出血，这种作用可持续至停用胺碘酮后数月。联合胺碘酮治疗时和终止后，都要更频繁地监测凝血酶原国际标准化比值

（INR）水平，并调整华法林的用量。

胺碘酮与地高辛合用会导致地高辛血清浓度升高，增加洋地黄中毒的风险。此外，胺碘酮还能降低地高辛的肾脏和非肾脏清除率。合用时，应监测地高辛的血药浓度，必要时减少地高辛的剂量，并注意洋地黄中毒的表现。

【干预建议】　建议监测胺碘酮、地高辛的血药浓度和不良反应。在联合胺碘酮治疗期间，更频繁地监测 INR 水平，及时调整华法林的用量。不能耐受者应及时更换治疗方案。

案例 4

【处方描述】

（1）患者信息

性别：男；年龄：65 岁

（2）临床诊断

甲亢；疱疹后神经痛；粒细胞缺乏症

（3）处方

药品名称	规格	用法用量
甲巯咪唑片	10mg×30 片	10mg，po，qd
卡马西平片	0.2g×30 片	0.2g，po，bid

【处方问题】　药物选择不适宜：甲巯咪唑禁用于既往出现粒细胞缺乏症患者，或者中到重度中性粒细胞减少者禁用；卡马西平在老年患者中需慎用或者避免使用；该患者已有粒细胞缺乏症，建议谨慎选择药物。

【处方分析】　老年患者对卡马西平敏感者多，常可引起认知功能障碍、激越、不安、焦虑、精神错乱、房室传导阻滞或者心动过缓等。根据 Beers 标准，因其可能不适合老年人，老年人应慎用或者避免使用。也有粒细胞缺乏症与卡马西平相关的报道，虽然较为罕见，但也应该引起重视。

甲亢属自身免疫性疾病，可有血液系统变化（如白细胞偏低等），甲巯咪唑治疗也可能引发白细胞减少或粒细胞缺乏，初治者多发生于口服甲巯咪唑后 2~3 个月，再次治疗者常发生于服药 1 个月内。因此，在治疗期间应密切观察患者的白细胞和粒细胞变化，告知患者 1~2 周检查一次血象。甲亢患者发生粒细胞缺乏时，极易发生感染，出现咽痛、畏寒、寒战、发热等全身不适。

【干预建议】　1. 建议停用甲巯咪唑、卡马西平。如无禁忌，可谨慎选择对血液学影响较小的加巴喷丁或者奥卡西平。

2. 及时通过积极手段干预，纠正粒细胞缺乏，如给予粒细胞集落刺激因子等。

3. 抗甲状腺药物致粒细胞缺乏纠正后，建议患者行同位素治疗甲亢（因抗甲状腺药物之间存在交叉过敏反应），并定期监测血细胞。

案例 5

【处方描述】

（1）患者信息

性别：男；年龄：83 岁

（2）临床诊断

膝关节痛

（3）处方

药品名称	规格	用法用量
氨糖美辛肠溶片	25mg×28 片	25mg，po，bid
双氯芬酸钠缓释片	0.1g×7 片	0.1g，po，qd
美洛昔康片	7.5mg×30 片	7.5mg，po，qd

【处方问题】 1. 联合用药不适宜：氨糖美辛、双氯芬酸钠、美洛昔康三药合用不适宜。

2. 药物选择不适宜：氨糖美辛、双氯芬酸、美洛昔康选用不恰当。

【处方分析】 氨糖美辛肠溶片每片含吲哚美辛 25mg，老年人使用吲哚美辛易发生肾脏毒性，应慎用或避免使用。此外，吲哚美辛不良反应较多，如胃肠道反应、神经系统症状、肾损害等。吲哚美辛与其他非甾体抗炎药合用时可明显增加对肾脏的毒性，也可增加胃肠道不良反应。

双氯芬酸应避免与其他非甾体抗炎药合用，包括选择性 COX－2 抑制剂。研究显示，双氯芬酸等非甾体抗炎药联合使用可导致胃肠道毒性增加，增加胃与十二指肠溃疡、出血、穿孔的风险。

根据 Beers 标准，美洛昔康为老年人潜在的不合理用药，老年患者应慎用或禁用。

该处方为重复用药处方，三药联合使用不良反应风险大大增加。

【干预建议】 建议停用氨糖美辛、双氯芬酸、美洛昔康。如无禁忌，可换用塞来昔布或者依托考昔。

案例 6

【处方描述】

（1）患者信息

性别：女；年龄：67 岁

（2）临床诊断

混合型高脂血症；新型冠状病毒肺炎（中型）

（3）处方

药品名称	规格	用法用量
阿托伐他汀钙片	20mg×7 片	20mg，po，qd

| 非诺贝特胶囊 | 0.2g×10 粒 | 0.2g，po，qn |
| 洛匹那韦/利托那韦片 | 250mg×120 片 | 500mg，po，bid |

【处方问题】　联合用药不适宜：阿托伐他汀、非诺贝特、洛匹那韦/利托那韦联用不适宜。

【处方分析】　阿托伐他汀是 HMG CoA 还原酶抑制剂。他汀类药物偶见肌病和横纹肌溶解等不良反应。阿托伐他汀主要通过 CYP3A4 酶代谢，阿托伐他汀与 CYP3A4 酶强抑制剂合用时，可引起阿托伐他汀血浆浓度升高，从而增加肌病和横纹肌溶解的风险。

根据国家《新型冠状病毒肺炎诊疗指南》第 3－7 版中，洛匹那韦/利托那韦持续被推荐为抗新型冠状病毒药物。洛匹那韦和利托那韦均为 CYP3A4 酶抑制剂，很可能增加主要通过 CYP3A4 酶进行代谢的药物血药浓度，使用该药可引起总胆固醇和甘油三酯浓度大幅度升高。

非诺贝特是纤维酸类降脂药。根据《中国成人血脂异常防治指南（2016 年修订版）》，由于他汀类和贝特类药物代谢途径相似，均有潜在损伤肝功能的可能，并有发生肌炎和肌病的危险，合用时发生不良反应的机会增多，因此，他汀类和贝特类药物联合用药的安全性应高度重视。开始合用时宜用小剂量，采取晨服贝特类药物、晚服他汀类药物的方式。并严密监测肌酶和肝酶。

【干预建议】　建议停用阿托伐他汀、非诺贝特。必须使用他汀类药物时，优先推荐普伐他汀、氟伐他汀。

案例7

【处方描述】

（1）患者信息

性别：女；年龄：69 岁

（2）临床诊断

牙龈炎；急性咽喉炎；腹胀（湿阻中焦）

（3）处方

药品名称	规格	用法用量
头孢克洛缓释胶囊	0.125g×14 片	0.25g，po，bid
藿香正气水	10ml×10 支	10ml，po，bid
甲硝唑片	0.2g×18 片	0.4g，po，tid

【处方问题】　联合用药不适宜：藿香正气水、头孢克洛、甲硝唑联用不适宜，存在双硫仑样不良反应风险。

【处方分析】　藿香正气水含有酒精，与头孢类、硝基咪唑类、磺脲类等药物合用可发生双硫仑样不良反应。双硫仑样反应一般在用药与饮酒后 15～30 分钟内发生，其严重程度与用药剂量和摄入乙醇量成正相关，主要表现为面部发烫、潮红、结膜充血、头颈部血管剧烈搏动或搏动性头痛、头晕，严重者可出现恶心、呕吐、腹痛、出汗、口干、胸痛、心跳加速、血压下降、视物模糊、呼吸困难等，有的甚至还可出现急性面容、颈部及躯干部皮肤潮红伴风团样皮疹等。老年人、心脑血管患者及对酒精敏感者反应可更为严重，严重者可致呼吸抑制、心律失常、心肌梗死、急性充血性心力衰竭、意识丧失、急性肝损伤、惊厥、休克，甚至死亡。除了藿香正气水，氢化可的松注射液和尼莫地平注射液制剂辅料中也含有酒精，用酒精进行皮肤消毒或擦洗降温也要注意。

在临床工作中，双硫仑样反应很容易被忽视或被误诊，而且具有发生迅速、症状重、病情危急的特点，故应引起高度重视。

【干预建议】 建议停用藿香正气水。必要时可用藿香正气丸替代。应告知患者在使用上述药物期间及停药后 7 天内，避免饮酒或进食含酒精制品（包括饮料、食物、药物）。

案例 8

【处方描述】

（1）患者信息

性别：男；年龄：72 岁

（2）临床诊断

2 型糖尿病；风湿性关节炎

（3）处方

药品名称	规格	用法用量
硫酸羟氯喹片	0.2g×14 片	0.2g，po，bid
门冬胰岛素 30 注射液	3ml：300IU	20U，ih，bid
盐酸二甲双胍片	0.5g×60 片	0.5g，po，tid

【处方问题】 联合用药不适宜：羟氯喹、二甲双胍、门冬胰岛素三药联用不适宜，使低血糖风险增加。

【处方分析】 羟氯喹用于治疗类风湿关节炎、系统性红斑狼疮、疟疾以及由阳光引发或加剧的皮肤病变。羟氯喹的主要不良反应是视网膜色素沉着、角膜水肿、胃肠道反应、头晕、眩晕、耳鸣、听觉缺失、头痛、惊厥等，羟氯喹还可致低血糖。羟氯喹可能增强降糖药的降糖作用。羟氯喹联合使用降糖药时，低血糖风险增加，应引起注意。尤其是对于老年患者，更应该注意。

低血糖的临床表现主要包括神经低血糖症状（如思维混乱、疲劳、意识丧失、惊厥，如果低血糖较严重且持续时间较长，可导致死亡）和神经性症状（如大汗淋漓、饥饿感、心慌、颤抖、焦虑等）。

门冬胰岛素 30 注射液的主要不良反应是低血糖和过敏。二甲双胍也有致低血糖的不良反应。

【干预建议】　羟氯喹具有累积作用，需要几周才能发挥疗效，而不良反应可能发生的相对较早。应当向患者提出低血糖症的风险警告，告知相关的症状和体征，有利于提高患者对低血糖的认识，并及时采取防范措施。加强对血糖的监测，根据血糖情况调整降糖药的剂量，如果出现严重低血糖，应当终止羟氯喹的治疗，并制定替代治疗方案。

案例 9

【处方描述】

（1）患者信息

性别：男；年龄：67 岁

（2）临床诊断

多发性骨髓瘤

（3）处方

药品名称	规格	用法用量
注射用盐酸多柔比星	10mg	50mg，溶于 100ml 0.9% 氯化钠注射液中静滴，qw
注射用环磷酰胺	0.2g	1.0g，溶于 30ml 0.9% 氯化钠注射液中静推，qw

【处方问题】　联合用药不适宜：多柔比星、环磷酰胺合用不适宜。

【处方分析】　多柔比星是蒽环类抗有丝分裂的细胞毒性药物，能成功诱导多种恶性肿瘤的缓解。超说明书用于多发性骨髓瘤。主要的不良反应有心脏毒性、白细胞减少、骨髓抑制、口腔溃疡、静脉炎、粒细胞减少等。其中，心脏毒性可表现为窦性心动过速及心动过速、房室传导阻滞、充血性心力衰竭等。累积剂量超过 $450 \sim 500 mg/m^2$ 时需特别小心，超过该剂量水平时，发生不可逆充血性心力衰竭的危险性大大增加。

环磷酰胺为烷化剂类抗肿瘤药。主要不良反应为骨髓抑制、泌尿道反应、口腔炎、脱发、心脏毒性等。环磷酰胺常见的心脏毒性有心力衰竭、心肌炎、心包积液和心包炎等，急性起病，并与剂量有关。

两药联合治疗时，心脏毒性、骨髓抑制等不良反应叠加，风险更大，应注意监测患者的耐受性，及时调整剂量或者治疗方案，注意化疗药使用顺序及化疗前后的处理。

【干预建议】　在使用多柔比星治疗前，应对患者的心功能进行评估，在整个治疗期间定期监测心功能，以尽可能地减少发生严重心脏功能损害的风险。此外，可以用右雷佐生等药物减少药物的心脏毒性。在治疗过程中，严密监测患者的血细胞变化情况，根据情况来选择调整血细胞相关药物。必要时，调整剂量或者治疗方案。

案例 10

【处方描述】

（1）患者信息

性别：女；年龄：69 岁

（2）临床诊断

肩胛骨结核

（3）处方

药品名称	规格	用法用量
异烟肼片	100mg×100 片	300mg，po，qd
利福平胶囊	0.15g×100 粒	0.45g，po，qd
吡嗪酰胺片	0.25g×100 片	0.75g，po，qd

【处方问题】 联合用药不适宜：异烟肼＋利福平＋吡嗪酰胺，肝毒性大大增加

【处方分析】 抗结核药物最常见的不良反应包括肝损害、皮疹、胃肠道反应、神经系统功能紊乱等，其中以抗结核治疗药物相关性肝损害最为严重。对于本身患有肝功能不全的患者或者肝功能下降的老年患者，在抗结核治疗中应尤其重视肝损害的问题。抗结核药物相关性肝损害与使用的药物种类、剂量、药物之间的相互作用有关。

在一线抗结核药物中，异烟肼、利福平和吡嗪酰胺都具有潜在肝脏不良反应。这三种药物都经肝脏代谢，以吡嗪酰胺的肝脏不良反应最强，呈剂量依赖性。利福平的肝不良反应较小，但它在代谢过程中为异烟肼代谢提供乙酰基同时可诱导肝药酶，加快异烟肼的代谢，引起中间代谢产物肼的堆积，增加对肝细胞的损害作用。

【干预建议】 抗结核治疗前进行肝损害的危险因素评估和转氨酶基线值检测，对存在相关危险因素和基线转氨酶升高的患者在治疗中加强转氨酶监测，有利于评估风险和及时诊断抗结核药物引起的肝损害。一旦出现药物性肝损害需要立即停药，并在转氨酶恢复正常后有序恢复抗结核治疗，必要时调整抗结核治疗方案，如使用对肝脏损害小的乙胺丁醇或喹诺酮类药物。此外，肝功能受损后的相关症状，如乏力、纳差以及尿黄等通常也是首要线索，可告知患者留意。

案例 11

【处方描述】

（1）患者信息

性别：男；年龄：62 岁

（2）临床诊断

2 型糖尿病；慢性肾脏病（CKD3 期）；脑动脉瘤？（行脑动脉造影加强）

（3）处方

药品名称	规格	用法用量
盐酸二甲双胍片	0.5g×90 片	0.5g，po，tid
碘克沙醇注射液	50ml：16g	50ml，动脉内注射

【处方问题】　1. 联合用药不适宜：二甲双胍与碘造影剂合用不适宜，乳酸性中毒风险增加（禁忌）。

2. 药物选择不适宜：肾功能不全患者应慎用二甲双胍，对于肌酐清除率＜45ml/min 的患者禁用。

【处方分析】　碘克沙醇是一种碘造影剂，用于放射性检查的对比造影。碘造影剂可引起短暂性肾功能不全，可使服用二甲双胍的糖尿病患者发生乳酸性酸中毒，而患者本身也是肾功能不全的老年人，风险更大。应避免合用。使用造影剂前后要评价肾功能，在用造影剂之前停用二甲双胍或考虑更换其他药物治疗。在使用造影剂 48 小时后可恢复二甲双胍治疗。

二甲双胍通过抑制线粒体呼吸链复合物，抑制肝脏糖异生，导致乳酸产量增加，代谢减少。常见的如核苷酸反转录酶抑制剂、酒精、水杨酸类药物、丙泊酚和氰化物可通过氧化磷酸化导致乳酸酸中毒。β_2 受体激动剂，包括可卡因、肾上腺素、吸入性沙丁胺醇和特布他林刺激糖酵解，引发乳酸水平增加。

【干预建议】　停用二甲双胍 48 小时后，再行造影检查，并给予患者充足的水分，监测肾功能，仔细观察乳酸性酸中毒的症状。此外，应密切监测患者的血糖水平，如有必要，可调整降糖治疗方案，或者使用短暂的替代药物治疗方案。

案例 12

【处方描述】

（1）患者信息

性别：女；年龄：73 岁

（2）临床诊断

体癣；高脂血症

（3）处方

药品名称	规格	用法用量
氟伐他汀钠缓释片	80mg×30 片	80mg，po，qd
氟康唑胶囊	50mg×18 粒	50mg，po，qd

【处方问题】 联合用药不适宜：氟康唑与氟伐他汀合用不适宜，肌病、肝损害风险增加。

【处方分析】 氟康唑为常用的咪唑类抗真菌药，主要作用机制为高选择性抑制真菌细胞色素 P450 酶介导的 14α – 羊毛甾醇去甲基化，从而抑制麦角固醇的生物合成。常见的不良反应是头痛、腹痛、腹泻、恶心、呕吐、转氨酶升高、血碱性磷酸酶升高和皮疹等，少见肌痛、幻觉等不良反应。氟康唑为 CYP2C9、CYP2C19 酶的强效抑制剂和 CYP3A4 酶的中效抑制剂。半衰期长（约 30 小时）。

氟伐他汀为 HMG CoA 还原酶抑制剂类调脂药，主要的不良反应为肝损害、肌炎和横纹肌溶解症。主要在肝脏中主要经 CYP2C9 酶代谢。

老年人常合并多种疾病并联合多种药物治疗，需注意药物相互作用的影响，密切监测药物不良反应。氟伐他汀与氟康唑联合使用时，导致他汀类药物生物利用度大幅增加，血药浓度升高，发生不良反应的危险性增加，尤其是肌病和横纹肌溶解症。

【干预建议】 建议停用氟伐他汀，换用主要经葡萄糖醛酸化途径代谢的普伐他汀。定期监测血浆磷酸肌酶或其他肌肉相关酶类。应注意避免因剧烈运动或者存在任何可疑的引起磷酸肌酶升高的情况。告知患者留意肌肉相关的症状如肌肉疼痛、触痛、无力、痉挛等，应及时告知医生。定期监测肝功能，有利于效益和风险的评估。

（陈文瑛 冯焕村 周敏华）

第二节 联合用药致不良反应发生率升高案例分析

案例 1
【处方描述】
（1）患者信息
性别：女；年龄：63 岁
（2）临床诊断
风湿性心脏病；心功能不全；心房颤动

（3）处方

药品名称	规格	用法用量
地高辛片	0.25mg×30 片	0.125mg，po，qd
华法林片	3mg×100 片	1.5mg，po，qd
盐酸胺碘酮片	200mg×20 片	200mg，po，qd

【处方问题】　1. 联用药物不适宜：地高辛与胺碘酮合用不适宜、胺碘酮与华法林合用不适宜。

2. 药物选用不适宜：地高辛。

【处方分析】　地高辛与胺碘酮合用，胺碘酮可能影响地高辛在组织和血浆中的再分布，地高辛的血药浓度上升，可引起严重心动过缓。上述影响可能与以下因素有关：胺碘酮置换与组织蛋白结合的地高辛，使肾小管分泌的地高辛减少。这一作用可能是胺碘酮的直接作用或也可能通过甲状腺素介导。胺碘酮也可导致甲状腺功能低下，而甲状腺功能低下时，地高辛血浓度则可升高。

胺碘酮抑制细胞色素 P450 酶介导的华法林代谢，导致华法林血浓度显著升高，出血风险增加。

洋地黄类药物是否增加房颤患者死亡率尚无定论，可谨慎地用于房颤的心室率控制。当心房颤动合并心力衰竭时可选用地高辛。但地高辛应避免作为房颤的一线药物以免增加死亡风险。

【干预建议】　1. 停用胺碘酮，改用 β 受体阻断剂，β 受体阻断剂可作为所有房颤患者的一线治疗药物。在心房颤动患者控制心室率的长期治疗中，β 受体阻断剂可用于控制心室率的长期治疗。

2. 若确需使用地高辛，在用药期间要密切监测地高辛的血药浓度、心率和 INR。

案例 2

【处方描述】

（1）患者信息

性别：男；年龄：85 岁

（2）临床诊断

老年性心脏瓣膜病；高血压；房颤；上呼吸道感染

（3）处方

药品名称	规格	用法用量
华法林钠片	3mg×100 片	3mg，po，qd
地高辛片	0.25mg×30 片	0.125mg，po，qd
螺内酯片	20mg×100 片	20mg，po，qd

红霉素肠溶胶囊　　　　　0.25g×100 片　　　　0.5g, po, q12h

【处方问题】　药物联用不适宜：地高辛与螺内酯联用不适宜，华法林与螺内酯、红霉素联用不适宜。

【处方分析】　地高辛与螺内酯联用时，螺内酯可延长地高辛半衰期，可能改变地高辛的血浆浓度及药理作用，引起地高辛中毒。

华法林与螺内酯联用时，螺内酯可因利尿使血浆中凝血因子浓集而减弱抗凝药（华法林）的作用。

华法林与螺内酯联用时，红霉素通过抑制肠道微生物产生维生素 K，并抑制华法林的肠代谢，两药联用可导致凝血酶原时间延长，从而增加出血的危险性，老年患者尤应注意。

【干预建议】　1. 地高辛与螺内酯联用时需监测地高辛的血药浓度，并根据监测结果调整剂量或给药间期。

2. 华法林与螺内酯联用时需监测 INR，并根据监测结果调整华法林剂量。

3. 使用华法林的患者确需联用大环内酯类的可选用罗红霉素或阿奇霉素，联用之初需监测 INR，并根据监测结果调整华法林剂量。

案例 3

【处方描述】

（1）患者信息

性别：男；年龄：77 岁

（2）临床诊断

COPD 急性加重期；冠心病，心功能 3 级；支原体感染；慢性胃炎

（3）处方

药品名称	规格	用法用量
地高辛片	0.25mg×30 片	0.125mg, po, qd
阿托伐他汀钙片	20mg×7 片	20mg, po, qn
噻托溴铵吸入粉雾剂	18μg×6 粒	1 粒, inh, qd
奥美拉唑肠溶片	20mg×28 片	20mg, po, bid
克拉霉素分散片	0.125g×12 片	0.5g, po, bid

【处方问题】　药物联用不适宜：地高辛与奥美拉唑联用不适宜；阿托伐他汀与克拉霉素联用不适宜。

【处方分析】　地高辛与奥美拉唑联用时，因为质子泵抑制剂降低胃液酸度，可能减少地高辛水解，增加其吸收，地高辛的生物利用度上升，使得地高辛的血药浓度升高10%。胃液 pH 值<3 时，地高辛在胃内水解，导致活性降低或丧失。

克拉霉素通过抑制 CYP3A4 酶显著减慢阿托伐他汀的代谢，增加其生物利用

度会增大横纹肌溶解的风险。应用克拉霉素的患者，阿托伐他汀用量＞20mg 时应谨慎使用。

【干预建议】 1. 停用奥美拉唑，改用与地高辛无明显临床意义相互作用的泮托拉唑；确需联合使用地高辛与奥美拉唑时，用药期间须监测地高辛血药浓度，并及时调整地高辛的用量。

2. 避免联合使用阿托伐他汀与克拉霉素，已长期使用阿托伐他汀的患者需要联合大环内酯类药物，可选用对阿托伐他汀的血药浓度没有影响，且同时具有抗感染和免疫调节作用的阿奇霉素。

案例 4

【处方描述】

（1）患者信息

性别：男；年龄：73 岁

（2）临床诊断

高血压 3 级；冠心病；窦性心动过速；2 型糖尿病；高脂血症

（3）处方

药品名称	规格	用法用量
苯磺酸左旋氨氯地平片	5mg×7 片	7.5mg, po, qd
盐酸普萘洛尔片	10mg×100 片	10mg, po, tid
阿司匹林肠溶片	100mg×30 片	100mg, po, qd
瑞舒伐他汀钙片	10mg×14 片	10mg, po, qd
格列齐特缓释片	30mg×30 片	30mg, po, qd

【处方问题】 1. 联合用药不适宜：阿司匹林、格列齐特。

2. 药物选择不适宜：美托洛尔。

3. 用法用量不适宜：苯磺酸左旋氨氯地平。

【处方分析】 阿司匹林和格列齐特竞争与血浆蛋白的结合，提高格列齐特游离型药物的浓度从而增强其降血糖作用，需要警惕低血糖的发生，谨慎合用。

普萘洛尔为非选择性的 β 受体阻断剂，对心脏有减慢心率的作用，但该药可影响糖代谢，还可掩盖儿茶酚胺介导的低血糖早期症状。

左旋氨氯地平片说明书规定其最大日剂量为 5mg，本处方超量使用。

【干预建议】 1. 停用格列齐特，改用与其他药物相互作用较少的西格列汀；但如果不调整用药，则应密切监测血糖浓度并根据监测结果调整格列齐特的剂量。

2. 停用普萘洛尔，改用其他抗心律失常药物，确需使用 β 受体阻断剂的，

应考虑选择性 β_1 受体阻断剂如美托洛尔，该药干扰糖代谢或掩盖低血糖的危险性比较小。

3. 左旋氨氯地平片调整为 5mg，监测血压，必要时加用其他降压药。

案例 5

【处方描述】

（1）患者信息

性别：女；年龄：60 岁

（2）临床诊断

风湿性心脏病；心功能 2 级

（3）处方

药品名称	规格	用法用量
单硝酸异山梨酯缓释片	40mg×14 片	40mg，po，qd
阿司匹林肠溶片	100mg×30 片	100mg，po，qd
地高辛片	0.25mg×30 片	0.125mg，po，qd
华法林钠片	3mg×100 片	4.5mg，po，qd
盐酸曲美他嗪片	20mg×60 片	60mg，po，tid

【处方问题】 联合用药不适宜：地高辛与阿司匹林联用不适宜，阿司匹林与华法林联用不适宜。

【处方分析】 中至大剂量的阿司匹林会增强华法林的抗凝作用并增加出血的风险，应注意监测患者的凝血状态；低剂量的阿司匹林几乎不影响。其机制为阿司匹林及类似化合物从血浆结合部位置换出华法林，增大华法林的抗凝作用，阿司匹林还直接降低血小板凝聚并延长出血时间。上述两种药物联合使用患者出血的风险增加，应注意监测患者的凝血状态。

地高辛合用阿司匹林后，由于减少肾清除而增加地高辛的血浆浓度，可增强地高辛的作用。

【干预建议】 1. 与医生沟通，重新评估患者联合使用阿司匹林、华法林的必要性，确需联合用药者，在阿司匹林与华法林联合用药期间，应注意监测患者的凝血功能和出血倾向。

2. 阿司匹林与地高辛合用期间应密切监测地高辛的血药浓度，并及时调整地高辛的用量。

案例 6

【处方描述】

（1）患者信息

性别：女；年龄：71 岁

（2）临床诊断

心律失常；甲减；慢性胃炎

（3）处方

药品名称	规格	用法用量
盐酸胺碘酮片	200mg×20 片	100mg，po，qd
盐酸曲美他嗪片	20mg×60 片	60mg，po，tid
酒石酸美托洛尔片	25mg×20 片	12.5mg，po，bid
左甲状腺素钠片	50μg×100 片	75μg，po，qd
泮托拉唑钠肠溶片	20mg×14 片	40mg，po，qd

【处方问题】 1.药物联用不适宜：盐酸胺碘酮片、美托洛尔片。

2.药物选择不适宜：胺碘酮。

【处方分析】 胺碘酮的代谢产物去乙基胺碘酮通过抑制CYP2D6酶而减慢了美托洛尔的代谢，胺碘酮与美托洛尔合用，可加重对窦房结、房室结和心肌收缩力的抑制，可能会出现严重的低血压、心动过缓和心脏停搏。

胺碘酮用药后由于可能导致甲状腺功能亢进或低下，所以建议患有甲状腺疾病的老年人应避免使用。

【干预建议】 与医生沟通，重新评估患者胺碘酮与美托洛尔联用的必要性。

1.不需联合使用两种抗心律失常药的，建议停用胺碘酮，保留美托洛尔。

2.确需联合两种抗心律失常药，可考虑选用对甲状腺功能影响不明显的药物。

3.如必须联用胺碘酮与美托洛尔，建议避免长期联用。两药短期使用时根据临床表现或血药浓度调整美托洛尔的剂量，如必须联用建议加强心电图和甲状腺功能的监测。

（谢奕丹　林江涛　吴晓玲）

第三节　联合用药致血药浓度变化案例分析

案例1

【处方描述】

（1）患者信息

性别：男；年龄：65岁

（2）临床诊断

系统性红斑狼疮；高脂血症

（3）处方

药品名称	规格	用法用量
环孢素软胶囊	25mg×42 粒	75mg，po，bid
阿托伐他汀钙片	20mg×14 片	20mg，po，qd

【处方问题】 联合用药不适宜：环孢素、阿托伐他汀。

【处方分析】 环孢素属于一种强效的免疫抑制剂，同时，也是强效肝药酶抑制剂。环孢素不良反应较多，主要不良反应有消化道反应、齿龈增生、色素沉着、肝肾功能损害等。为保证疗效的同时尽量减轻药物不良反应，用药期间需定期监测其血药浓度。环孢素主要经肝脏的 CYP3A4 酶代谢，其他经 CYP3A4 酶代谢的药物均与之有潜在的相互作用。对 CYP3A4 酶活性产生诱导作用的药物可加快环孢素的代谢，降低环孢素的血浓度，而对 CYP3A4 酶活性产生抑制作用的药物则可以减慢环孢素的代谢，升高环孢素的血浓度。

阿托伐他汀属 HMG CoA 还原酶抑制剂，主要通过 CYP3A4 酶代谢，环孢素能升高阿托伐他汀的血药浓度，合用时患者发生横纹肌溶解的风险增加。同时，阿托伐他汀对环孢素的血药浓度也有一定的影响。

【干预建议】 建议停用阿托伐他汀，如无禁忌，可酌情换用主要经葡萄糖醛酸化途径代谢的普伐他汀或主要经 CYP2C9 酶代谢的氟伐他汀。定期监测环孢素的血药浓度和肝肾功能。告知患者留意肌肉相关的症状如肌肉疼痛、触痛、无力、痉挛等，应及时告知医生。

案例 2

【处方描述】

（1）患者信息

性别：女；年龄：68 岁

（2）临床诊断

癫痫；焦虑症；高血压病

（3）处方

药品名称	规格	用法用量
卡马西平片	0.2g×28 粒	0.4g，po，bid
硝苯地平控释片	30mg×7 片	30mg，po，qd
阿普唑仑片	0.4mg×7 片	0.4mg，po，tid

【处方问题】 1. 联合用药不适宜：卡马西平与阿普唑仑联用不适宜，卡马西平与硝苯地平联用不适宜。

2. 药物选择不适宜：老年人应慎用或避免使用阿普唑仑、卡马西平。

【处方分析】 卡马西平是一种强效肝药酶诱导剂。经由 CYP3A4 酶代谢，可与多种药物发生相互作用，特别是抑制、诱导 CYP3A4 酶或者竞争通过 CYP3A4 酶代谢的药物。

硝苯地平是一种二氢吡啶类钙拮抗剂。主要经 CYP3A4 酶代谢。卡马西平可诱导二氢吡啶类钙拮抗剂的代谢，可降低硝苯地平的血药浓度，从而降低硝苯地平的疗效。

卡马西平诱导 CYP3A4 酶介导的阿普唑仑的代谢，导致阿普唑仑血药浓度降低，药效减弱。

根据 Beers 标准，老年人应慎用或避免使用苯二氮䓬类药物，根据 Beers 标准，老年患者可能发生或加剧抗利尿激素分泌异常综合征或低钠血症，应慎用卡马西平。有跌倒或骨折史的老年患者应避免使用。

【干预建议】 建议停用阿普唑仑，可换用不经或少经 CYP 酶系代谢的抗焦虑药，如普瑞巴林、劳拉西泮等。建议定期监测血压，如有必要，建议换用不经或少经 CYP 酶系代谢的降压药物，如奥美沙坦、阿利沙坦等。

案例 3

【处方描述】

（1）患者信息

性别：男；年龄：72 岁

（2）临床诊断

高血压病；心律失常；痛风（急性发作期）

（3）处方

药品名称	规格	用法用量
盐酸维拉帕米缓释片	240mg×28 片	240mg，po，bid
琥珀酸美托洛尔缓释片	47.5mg×7 片	47.5mg，po，qd
秋水仙碱片	0.5mg×12 片	1mg，po，qid

【处方问题】 联合用药不适宜：维拉帕米与美托洛尔、秋水仙碱联用不适宜。

【处方分析】 秋水仙碱用于痛风急性期，推荐发作时首剂负荷剂量为 1mg 口服，1 小时后追加 0.5mg，12 小时后改为 0.5mg qd 或 bid。在痛风发作 12 小时内尽早使用，超过 36 小时后疗效显著降低。

65%～80% 维拉帕米经 CYP3A4、CYP1A2、CYP2C8、CYP2C9、CYP2C18 酶代谢，同时，维拉帕米是强效 CYP3A4 酶抑制剂。秋水仙碱是 CYP3A4 和 P-gp 的底物，与 P-gp 或强效 CYP3A4 抑制剂（如酮康唑、红霉素、克拉霉素、环孢素、那非那韦、利托那韦、地尔硫䓬、硝苯地平、维拉帕米等）联用时，维拉帕米可抑制 CYP3A4 酶介导的秋水仙碱的代谢，导致秋水仙碱血药浓度增加，毒性风险也增加，需慎用或减量使用。

美托洛尔在肝脏主要经过 CYP2D6 酶代谢。当维拉帕米与 β 受体阻断剂合用时，两者均有心脏抑制作用，可能引起心动过缓和低血压，且对房室传导和窦房功能有相加的抑制作用，不宜合用。

【干预建议】 建议停用维拉帕米，换用其他不经 CYP 酶代谢且不影响 CYP 酶活性的降压药物，如奥美沙坦、阿利沙坦。老年人往往肝肾功能下降，应用秋水仙碱时应注意减少剂量，以免蓄积中毒。

案例 4

【处方描述】

（1）患者信息

性别：男；年龄：61 岁

（2）临床诊断

痛风性关节炎；高脂血症；高血压病

（3）处方

药品名称	规格	用法用量
塞来昔布胶囊	0.2g×24 粒	0.2g, po, bid
醋酸泼尼松片	5mg×21 片	20mg, po, qd
氟伐他汀缓释胶囊	40mg×7 粒	40mg, po, qd
非洛地平缓释片	5mg×7 片	5mg, po, qd

【处方问题】 1. 联合用药不适宜：塞来昔布与氟伐他汀、泼尼松联用不适宜。

2. 药物选择不适宜：塞来昔布，老年人慎用或避免使用。

【处方分析】 塞来昔布主要经 CYP2C9 酶代谢。氟伐他汀主要经 CYP2C9 酶代谢，同时，氟伐他汀也是 CYP2C9 酶抑制剂。氟伐他汀等 CYP2C9 抑制剂可使塞来昔布代谢减慢而升高血药浓度。

泼尼松等糖皮质激素主要经 CYP3A4 酶代谢。非洛地平是 CYP3A4 酶的底物，抑制或诱导 CYP3A4 酶的药物对非洛地平血药浓度会产生明显影响。泼尼松与非洛地平合用可竞争 CYP 酶，导致代谢减慢，对血药浓度产生影响。

根据 Beers 标准，塞来昔布潜在有不适宜用药的情况，老年人应慎用或避免使用。非甾体抗炎药可使严重心血管事件，包括心肌梗死和卒中的风险增加，建议在评估风险效益比后谨慎选择合适的药物。非甾体抗炎镇痛药与泼尼松合用可增强泼尼松的致溃疡作用。

【干预建议】 权衡利弊，如有必要可停用塞来昔布，换用依托考昔。定期监测血压，留意药品的不良反应。

案例5

【处方描述】

（1）患者信息

性别：女；年龄：67岁

（2）临床诊断

房颤；强迫症

（3）处方

药品名称	规格	用法用量
华法林片	3mg×7片	2.5mg，po，qd
马来酸氟伏沙明片	50mg×14片	100mg，po，qd

【处方问题】　联合用药不适宜：华法林与氟伏沙明联用不适宜。

【处方分析】　氟伏沙明是一种选择性5-HT再摄取抑制剂（SSRIs）。氟伏沙明可重度抑制CYP1A2酶和CYP2C19酶，中度抑制CYP3A3和CYP3A4酶。从药代动力学角度而言，该药的药物相互作用风险大，与主要经由上述同工酶代谢的药物联用时均应非常谨慎。

华法林是一种常见的口服抗凝药，主要对抗体内的维生素K，从而产生抗凝的作用。华法林的代谢酶众多，已经发现的有CYP2C9、CYP3A4、CYP1A1、CYP1A2、CYP2C8、CYP2C18、CYP2C19、CYP3A5等。所以，增强或减弱华法林代谢的药物和食物也非常多，使用法华林抗凝期间应特别注意药物和食物与华法林之间的相互作用。以避免药效降低导致抗凝失败，或者药效升高导致出血风险。水杨酸盐、丙咪嗪、甲硝唑、西咪替丁等抑制肝药酶，减少华法林的肝脏代谢，作用增强。巴比妥类、苯妥英钠、卡马西平、利福平等诱导肝药酶，增加华法林的代谢，使其作用减弱。

氟伏沙明与华法林、三环类抗抑郁药（TCAs）、茶碱、卡马西平等联用时均可能升高后者的血药浓度，进而引发毒性。

【干预建议】　权衡利弊，如有必要可换用新型抗凝药物，或者换用其他抗抑郁药。告知患者，使用华法林期间，应坚持监测INR值。

案例6

【处方描述】

（1）患者信息

性别：男；年龄：66岁

（2）临床诊断

冠心病；劳力性心绞痛

（3）处方

药品名称	规格	用法用量
盐酸地尔硫草缓释胶囊（Ⅱ）	90mg×14 片	90mg, po, bid
辛伐他汀片	20mg×14 片	40mg, po, qd
氯沙坦钾片	50mg×14 片	100mg, po, qd

【处方问题】 联合用药不适宜：地尔硫草与辛伐他汀、氯沙坦联用不适宜。

【处方分析】 地尔硫草是非二氢吡啶类钙拮抗剂，通过减慢心率和降低血压，减少心肌需氧量，增加运动耐量并缓解劳力性心绞痛。地尔硫草经 CYP3A4 酶代谢，同时，地尔硫草对 CYP3A4 酶有抑制作用。

辛伐他汀经 CYP3A4 酶代谢，与 CYP3A4 酶强抑制剂合用时肌病风险大大增加。地尔硫卓可抑制 CYP3A4 介导的辛伐他汀的代谢，造成辛伐他汀的血药浓度上升，导致辛伐他汀中毒或者辛伐他汀的不良反应增大，如肌病、横纹肌溶解症等。联合使用地尔硫草、维拉帕米的患者，辛伐他汀的剂量一般不应超过 10mg/d。

氯沙坦经 CYP2C9 酶和 CYP3A4 酶代谢。地尔硫草可部分抑制氯沙坦代谢，造成氯沙坦的血药浓度上升，低血压等不良反应增大。

【干预建议】 建议停用辛伐他汀，选用不经或少经 CYP3A4 酶代谢的他汀类药物，如氟伐他汀或普伐他汀。建议停用氯沙坦，选用不经 CYP3A4 酶代谢且对 CYP 酶系无影响的 ARB 类药物如奥美沙坦、阿利沙坦等。

案例 7

【处方描述】

（1）患者信息

性别：女；年龄：68 岁

（2）临床诊断

冠心病；慢性胃炎

（3）处方

药品名称	规格	用法用量
奥美拉唑钠肠溶片	10mg×14 片	20mg, po, qd
硫酸氢氯吡格雷片	75mg×14 片	75mg, po, qd

【处方问题】 联合用药不适宜：奥美拉唑与氯吡格雷联用不适宜。

【处方分析】 氯吡格雷是预防动脉粥样硬化血栓事件的常用抗血小板聚集药物。由于氯吡格雷部分由 CYP2C19 酶代谢为活性代谢产物，使用抑制该酶活性的药物将导致氯吡格雷活性代谢产物水平的降低。不推荐联合使用强效或者中效 CYP2C19 酶抑制剂（如奥美拉唑等）。

CYP2C19 酶抑制剂包括奥美拉唑、艾司奥美拉唑、西咪替丁、伏立康唑、依曲韦林、氟伏沙明、氟西汀等。CYP2C19 酶诱导剂包括苯妥英钠、利福平、利托那韦等。氯吡格雷与 CYP2C19 酶抑制剂合用时，活性代谢产物的血药浓度下降，导致抗血小板聚集失败，心血管系统风险增加。氯吡格雷与 CYP2C19 酶诱导剂合用时，可导致活性代谢产物的血药浓度上升，增加出血等风险。

奥美拉唑为质子泵抑制剂，通过 CYP2C19 酶代谢，同时奥美拉唑还是 CYP2C19 酶抑制剂。可降低氯吡格雷的疗效，原因可能是抑制 CYP2C19 酶介导的氯吡格雷生物活化。

当然，也有研究认为，奥美拉唑不会降低氯吡格雷的抗血小板作用。但仍需谨慎合用。

【干预建议】 在使用氯吡格雷时，确实需要使用 PPI 的，建议优先选择泮托拉唑。各种 PPIs 对 CYP2C19 酶影响的程度为：奥美拉唑＞艾司奥美拉唑＞兰索拉唑＞雷贝拉唑＞泮托拉唑。

案例 8

【处方描述】

（1）患者信息

性别：男；年龄：65 岁

（2）临床诊断

喘息性支气管炎；慢性荨麻疹

（3）处方

药品名称	规格	用法用量
西咪替丁片	0.2g×28 片	0.2g，po，qid
茶碱缓释片	0.1g×14 片	0.1g，po，bid
盐酸环丙沙星片	0.25g×28 片	0.5g，po，bid
富马酸酮替芬片	1mg×7 片	1mg，po，qd

【处方问题】 联合用药不适宜：茶碱、西咪替丁、环丙沙星、富马酸酮替芬四药联用不适宜。

【处方分析】 茶碱类药物是甲基黄嘌呤衍生物，是一类常用的平喘药。其为非特异性磷酸二酯酶（PDE）抑制剂，可舒张支气管平滑肌，拮抗腺苷 A_1、A_2 受体，预防腺苷的气道收缩作用。

茶碱经多种 CYP 酶代谢，最重要的是 CYP1A2 酶。西咪替丁、环丙沙星均可抑制 CYP1A2 酶活性，显著减慢茶碱的代谢，减少茶碱的清除，引起茶碱血药浓度升高，增加茶碱中毒的风险。喹诺酮类药物尤其是依诺沙星、环丙沙星可显著抑制肝脏 CYP1A2 酶活性抑制茶碱的 N 位脱甲基化过程，使茶碱清除率下降，从而引起剂量依赖性的茶碱代谢受抑制，血药浓度升高，半衰期延长，导致茶碱血药浓度过高，从而使茶碱的心脏毒性及中枢神经系统不良反应发生率增高，如心悸、恶心、呕吐、震颤、抽搐等。

富马酸酮替芬可诱导 CYP 酶活性，可增加茶碱的代谢，引起茶碱的血药浓度下降。

根据 Beers 标准，茶碱有潜在的不适当用药情况，老年人应慎用或者避免使用。

【干预建议】 建议停用西咪替丁、富马酸酮替芬，换用氯雷他定。定期监测茶碱的血药浓度，及时调整剂量。

案例 9

【处方描述】

(1) 患者信息

性别：女；年龄：63 岁

(2) 临床诊断

抑郁症

(3) 处方

药品名称	规格	用法用量
盐酸氟西汀分散片	20mg×14 片	20mg，po，qd
盐酸曲唑酮片	50mg×14 片	0.1g，po，bid

【处方问题】 1. 联合用药不适宜：氟西汀、曲唑酮。

2. 药物选择不适宜：氟西汀有潜在的风险，老年人慎用或避免使用。

【处方分析】 根据《中老年人潜在不适当用药目录 (2017 年)》，氟西汀属老年人不适当用药，应谨慎选择。曲唑酮对心脏的副反应较少，对外周抗胆碱能作用很弱，较适合老年人选用。

曲唑酮是三环类抗抑郁药，主要经 CYP3A4 酶代谢，抑制或诱导 CYP3A4 酶活性的药物都可能影响曲唑酮的血药浓度。与经 CYP3A4 酶和其他 CYP 酶系统代谢的药物时，可因药物间的相互作用而导致曲唑酮疗效减效或失效，或引起不良反应，需谨慎配伍用药。

氟西汀是选择性 5 - 羟色胺再摄取抑制剂，也是 CYP3A4、CYP2D6、CYP2C9、CYP2C19 酶抑制剂。当联合应用曲唑酮时，氟西汀可增加曲唑酮血药浓度，联合使用可能出现血清素综合征 (如高血压、体温过高、肌阵挛、精神状态改变等) 和过度镇静、头痛、眩晕等不良反应，可增加 QT 间期延长的风险。

【干预建议】 建议根据患者耐受情况来调整治疗方案，建议监测血药浓度，及时调整剂量。注意不良反应的发生情况，必要时停用氟西汀，但应注意停药反应，应以逐级减量停药为宜。联合药物时注意药物间的相互作用。

案例 10

【处方描述】

（1）患者信息

性别：男；年龄：69 岁

（2）临床诊断

幽门螺杆菌感染；高血压病

（3）处方

药品名称	规格	用法用量
克拉霉素分散片	0.25g×56 片	0.5g, po, bid
苯磺酸氨氯地平片	5mg×14 片	10mg, po, qd
阿莫西林胶囊	0.25g×56 片	1.0g, po, bid
枸橼酸铋钾胶囊	0.3g×28 片	0.6g, po, bid
雷贝拉唑肠溶胶囊	10mg×14 片	10mg, po, bid

【处方问题】 联合用药不适宜：克拉霉素、氨氯地平联用不合适。

【处方分析】 氨氯地平是长效二氢吡啶类钙拮抗剂，与硝苯地平、乐卡地平、拉西地平、非洛地平等一样，主要经肝脏 CYP3A4 酶代谢。CYP3A4 酶强抑制剂如伊曲康唑、氟康唑、克拉霉素等能显著减慢长效二氢吡啶类 CCB 的代谢，增加长效 CCB 的血药浓度，增强降压效果，可能增加严重低血压、急性肾损伤等风险；CYP3A4 酶强诱导剂如利福平、卡马西平、苯巴比妥、苯妥英等能加快长效二氢吡啶类 CCB 的代谢，引起血药浓度下降，导致血压升高或血压剧烈波动，临床应避免或谨慎合用。此外，氨氯地平还是中等强度的 CYP3A4 酶抑制剂，与主要通过 CYP3A4 酶代谢的药物合用时，应注意调整剂量。

大环内酯类抗菌药物如克拉霉素、红霉素、泰利霉素通常对 CYP3A4/5 酶和 P–gp 有较强的抑制作用（阿奇霉素除外）。

【干预建议】 建议停用克拉霉素，换用甲硝唑/阿莫西林/枸橼酸铋/雷贝拉唑的抗幽门螺杆菌方案。

（陈文瑛　冯焕村）

第四节　中西药联合用药不适宜案例分析

案例 1

【处方描述】

（1）患者信息

性别：男；年龄：61 岁

（2）临床诊断

冠心病；高血压病2级；腰椎间盘突出症

（3）处方

药品名称	规格	用法用量
红花注射液	10ml×5支	20ml，qd，溶于250ml 0.9%氯化钠注射液中静滴
阿司匹林肠溶片	100mg×30片	100mg，po，qd
苯磺酸氨氯地平片	5mg×7片	5mg，po，qd
奥美拉唑肠溶片	20mg×28片	20mg，po，qd

【处方问题】 联合用药不适宜（类似药理作用的中西药）：红花注射液与阿司匹林、奥美拉唑联用不适宜。

【处方分析】 红花具有抗凝、抗血栓作用。阿司匹林具有显著的抗血小板聚集作用，两者同用时，增加出血的危险。

据报道许多非甾体抗炎药，可作为CYP2C9底物，也有研究发现红花注射液对大鼠CYP2D6有显著的抑制作用，两者均属于细胞色素P450的不同亚型，属同一酶系，均可通过CYP450产生不良相互作用。除此以外，奥美拉唑口服吸收后通过CYP2C19酶代谢，影响CYP酶系存在潜在的代谢性药物相互作用。

【干预建议】 1. 建议尽量避免长时间红花注射液与阿司匹林肠溶片联合用药，同时注意减少阿司匹林的剂量。

2. 建议停用奥美拉唑，改用对CYP2C19酶影响较小的雷贝拉唑或泮托拉唑。

案例2

【处方描述】

（1）患者信息

性别：男；年龄：65岁

（2）临床诊断

高血压；心力衰竭；肾源性水肿；肾阳不足证

（3）处方

药品名称	规格	用法用量
马来酸依那普利片	10mg×16片	10mg，po，qd
济生肾气丸	9g×10丸	9g，po，tid
螺内酯片	10mg×100片	20mg，po，bid

【处方问题】 联合用药不适宜（中西药）：济生肾气丸与螺内酯片联用、马来酸依那普利片与螺内酯片联用不适宜。

【处方分析】 1. 济生肾气丸含钾高，与保钾利尿药螺内酯合用时，应防止高血钾症。

2. 依据 Beers 标准，在心力衰竭老年患者中使用螺内酯发生高钾血症的风险较高，合用血管紧张素转换酶抑制剂马来酸依那普利片会明显增加高钾血症的发生风险。

【干预建议】　建议停用螺内酯片，根据病情选择其他类型的利尿剂，并注意监测血钾水平。

案例3

【处方描述】

（1）患者信息

性别：女；年龄：66岁

（2）临床诊断

咯血查因；慢性阻塞性肺疾病；痰浊阻肺；咳嗽气促查因：右肺中叶脓肿？

（3）处方

药品名称	规格	用法用量
复方甲氧那明胶囊	复方×60 粒	2 粒，po，tid
云南白药胶囊	0.25g×32 粒	0.25g，po，tid
蛇胆川贝散	0.6g×20 袋	0.6g，po，tid

【处方问题】　联合用药不适宜：云南白药胶囊与蛇胆川贝散联用违反"中药十八反"配伍禁忌；蛇胆川贝散与复方甲氧那明胶囊联用不适宜，增加不良反应风险。

【处方分析】　云南白药中含有草乌，蛇胆川贝散中含有川贝母，草乌与川贝母合用属于中药"十八反"配伍禁忌，毒性增加，不宜合用。复方甲氧那明胶囊中含有氨茶碱，蛇胆川贝散中含有川贝母，氨茶碱与川贝母两者生物碱会发生相互作用，使氨茶碱毒性增加。

【干预建议】　建议停用蛇胆川贝散。

（冼冬妍　吴晓玲）

第五节　联合用药获益不明显或药效下降案例分析

案例1

【处方描述】

（1）患者信息

性别：女；年龄：76岁

（2）临床诊断

高血压病；高原性心脏病；房颤；慢性心功能不全

（3）处方

药品名称	规格	用法用量
螺内酯片	20mg×100 片	20mg，po，qd
厄贝沙坦片	0.15g×7 片	0.15g，po，qd
利伐沙班片	10mg×7 片	10mg，po，qd
盐酸地尔硫革缓释胶囊	90mg×10 粒	90mg，po，qd

【处方问题】 药物联用不适宜：利伐沙班与盐酸地尔硫革联用、厄贝沙坦与螺内酯联用不适宜。

【处方分析】 地尔硫革可抑制 CYP3A4 酶和 P－gp，使利伐沙班的代谢消除受抑制，血浆暴露量增加，生物利用度增加，从而使患者出血风险增高，尤其是对肾功能损害者，两者合用应进行常规监测，除非使用利大于弊，否则应选用地尔硫卓的替代药物。

螺内酯为保钾利尿剂，厄贝沙坦影响肾素－血管紧张素－醛固酮系统，可能会发生高血钾，尤其是存在肾功能损害、由于糖尿病肾损害所致的明显蛋白尿和（或）心力衰竭。上述两药合用可引起高钾血症，建议密切监测这些患者的血清钾水平。

【干预建议】 1. 停用地尔硫革，改用与利伐沙班无明确相互作用的美托洛尔；如果患者必须使用地尔硫革，则应密切监测患者的凝血功能，并根据监测结果调整利伐沙班的剂量。

2. 避免联合使用厄贝沙坦、螺内酯，确需联合时建议密切监测患者的血清钾水平，并根据患者结果停用螺内酯或加用氢氯噻嗪。

案例 2

【处方描述】

（1）患者信息

性别：男；年龄：68 岁

（2）临床诊断

尿毒症；肾性高血压；冠心病

（3）处方

药品名称	规格	用法用量
阿司匹林肠溶片	100mg×30 片	100mg，po，qd
碳酸氢钠片	0.5g×100 片	0.5g，po，tid
复方 α－酮酸片	0.63g×100 片	2.52g，po，tid

骨化三醇胶丸	0.25μg×10 粒	0.25μg，po，qd
苯磺酸左旋氨氯地平片	5mg×7 片	2.5mg，po，qd
琥珀酸美托洛尔缓释片	47.5mg×7 片	47.5mg，po，qd

【处方问题】 1. 联合用药不适宜：阿司匹林与碳酸氢钠联用不适宜。

2. 药物选择不适宜：阿司匹林。

【处方分析】 碳酸氢钠属于尿液碱化剂，与阿司匹林联合使用时，可加速酸性药物阿司匹林自尿中排泄，使其血药浓度下降。但当阿司匹林血药浓度已达稳定状态而停用碳酸氢钠时，又可使阿司匹林血药浓度升高到毒性水平。故两者不宜联合使用。

对于肾功能或心血管循环受损的患者，阿司匹林可能进一步增加肾脏受损和急性肾衰竭的风险，严重的肾功能衰竭禁用；患者诊断尿毒症，不宜选用阿司匹林。

【干预建议】 1. 停用阿司匹林，改用肾功能衰竭患者可用、且与碳酸氢钠无明显相互作用的抗血小板药物氯吡格雷。

2. 确需联合使用阿司匹林和碳酸氢钠的，应监测患者的凝血功能和出血症状，并根据结果及时调整治疗方案。

案例 3

【处方描述】

(1) 患者信息

性别：男；年龄：64 岁

(2) 临床诊断

高血压病 3 级；冠心病；高脂血症

(3) 处方

药品名称	规格	用法用量
硫酸氢氯吡格雷片	75mg×7 片	75mg，po，qd
培哚普利叔丁胺片	4mg×30 片	4mg，po，qd
琥珀酸美托洛尔缓释片	47.5mg×7 片	47.5mg，po，qd
奥美拉唑肠溶胶囊	10mg×28 粒	10mg，po，bid

【处方问题】 联合用药不适宜：氯吡格雷与奥美拉唑联用不适宜。

【处方分析】 氯吡格雷是一种无活性的药物前体，不具有抗血小板活性，其需经过肝脏代谢后转化成有生理活性的药物成分，其活性代谢产物能选择性地抑制 ADP 与血小板受体的结合及抑制 ADP 介导的糖蛋白 GPⅡb/Ⅲa 复合物的活化，而抑制血小板聚集。从而发挥抗血小板作用。

氯吡格雷口服后经肠道吸收，约 85% 经酯酶水解成无活性的产物，通过肠道排出，仅 15% 在肝脏通过 CYP450 酶系转化为活性代谢产物。该代谢途径由

CYP3A4、CYP2C19、CYP1A2、CYP286 酶介导，其活化代谢物与血小板膜 P2Y12 受体结合，起抗血小板作用，其中 CYP2C19 是氯吡格雷活化关键酶。

奥美拉唑口服吸收后通过 CYP2C19 代谢，氯吡格雷与奥美拉唑合用时竞争代谢酶 CYP2C19，奥美拉唑通过对 CYP2C19 的竞争降低氯吡格雷的活化。同时奥美拉唑是 CYP2C19 酶中等强度抑制剂，抑制作用使氯吡格雷活性进一步下降，抗血小板作用减弱，从而导致心脑血管不良事件风险增加。

【干预建议】 停用奥美拉唑，改用对 CYP2C19 酶影响较小的雷贝拉唑或泮托拉唑。

案例 4

【处方描述】

（1）患者信息

性别：男；年龄：68 岁

（2）临床诊断

急性胃肠炎

（3）处方

药品名称	规格	用法用量
双歧杆菌三联活菌肠溶胶囊	210mg×36 粒	840mg，po，bid
乳酸左氧氟沙星片	0.2g×12 片	0.2g，po，bid
腹可安片	24 片	4 片，po，tid

【处方问题】 联合用药不适宜：三联活菌、左氧氟沙星联用不适宜。

【处方分析】 双歧杆菌三联活菌胶囊主治因肠道菌群失调引起的急慢性腹泻、便秘，也可用于治疗轻、中型急性腹泻，慢性腹泻及消化不良、腹胀以及辅助治疗肠道菌群失调引起的内毒素血症。

双歧杆菌三联活菌肠溶胶囊是由长型双歧杆菌、嗜酸乳杆菌和粪肠球菌组成的，这是一种肠道益生菌。体外药敏实验结果表明，其中的 3 种活菌对阿莫西林均表现为耐药，可与阿莫西林联用。长型双歧杆菌、嗜酸乳杆菌对青霉素、氨苄西林、苯唑西林、头孢唑林、头孢噻肟、氧氟沙星、左氧氟沙星、环丙沙星、阿米卡星、四环素、红霉素、庆大霉素、复方磺胺甲噁唑、克林霉素、呋喃妥因、盐酸小檗碱、利福平、万古霉素均表现为敏感；粪肠球菌除对这些药物中的头孢唑林、阿米卡星、克林霉素、甲硝唑表现为耐药外，对其他药物均表现为敏感。故双歧杆菌三联活菌肠溶胶囊不宜与除阿莫西林以外的抗菌药同时应用，以免降低药效。

【干预建议】 双歧杆菌三联活菌胶囊与左氧氟沙星间隔 2 小时服用。

（谢奕丹　林江涛　周敏华）

第六节　其他联合用药不适宜案例分析

案例1

【处方描述】

（1）患者信息

性别：女；年龄：83

（2）临床诊断

高血压2级；冠心病

（3）处方

药品名称	规格	用法用量
银杏酮酯滴丸	5mg×60丸	10mg，po，tid
阿司匹林肠溶片	100mg×30片	100mg，po，qd
甲磺酸氨氯地平片	5mg×28片	5mg，po，qd
复方血栓通胶囊	0.5g×36粒	1g，po，tid

【处方问题】　1. 联合用药不适宜：银杏酮酯滴丸与复方血栓通胶囊联用、阿司匹林肠溶片与银杏酮酯滴丸联用不适宜。

2. 药物选择不适宜：阿司匹林肠溶片。

【处方分析】　银杏酮酯滴丸具有抑制ADP、抑制血小板聚集的作用；银杏酮酯滴丸和血栓通胶囊作用均具有活血化瘀的功效，根据中成药临床应用指导原则，不建议联用。

阿司匹林直接干扰血小板凝聚并延长出血时间。银杏酮酯滴丸具有抑制ADP、胶原致血小板聚集的作用，作用相似，应避免作用类似中西药合用。

依据Beers标准，阿司匹林年龄大于70岁老年人群中，缺乏证据证实获益大于风险。

【干预建议】　1. 银杏酮酯滴丸、复方血栓通胶囊应在中医指导下辨证选用，未明确辨证前建议暂停，如果确有上述中成药的用药指征，建议选用其中一种即可，并在联合使用抗血小板药物的过程中密切监测患者的凝血功能。

2. 该患者大于70岁，建议可考虑使用氯吡格雷替代阿司匹林作为心脑血管疾病的二级预防用药。

案例2

【处方描述】

（1）患者信息

性别：男；年龄：68岁

（2）临床诊断

糖尿病；高血压

（3）处方

药品名称	规格	用法用量
氯沙坦钾片	0.1g×14 片	0.1g，po，qd
阿司匹林肠溶片	100mg×30 片	100mg，po，bid
格列吡嗪缓释胶囊	5mg×14 粒	5mg，po，qd（早餐前30分钟）
瑞格列奈片	2mg×30 片	2mg，po，tid（ac）

【处方问题】 联合用药不适宜：阿司匹林与格列吡嗪联用、氯沙坦钾与格列吡嗪联用、格列吡嗪与瑞格列奈联用不适宜。

【处方分析】 阿司匹林能与磺酰脲类药物格列吡嗪竞争结合血浆蛋白，提高游离型药物的浓度而增强降糖效果，可使血糖降低或引起低血糖昏迷，合用时要监测血糖。

氯沙坦钾为血管紧张素Ⅱ受体阻断剂，可增加格列吡嗪的降糖作用，增加发生低血糖的可能性和（或）严重程度，需密切监测。

格列吡嗪和瑞格列奈两者均属于胰岛素促泌剂，主要通过刺激胰岛β细胞释放胰岛素发挥作用，不宜联合使用，以免增加低血糖等不良反应风险。

【干预建议】 1. 停用阿司匹林，改用氯吡格雷抗血小板治疗。

2. 停用格列吡嗪，改用西格列汀控制血糖。

3. 确实需要联用阿司匹林、格列吡嗪或氯沙坦钾、格列吡嗪时，应密切监测血糖，根据血糖监测结果调整格列吡嗪的剂量，防止低血糖的发生。

案例3

【处方描述】

（1）患者信息

性别：女；年龄：73岁

（2）临床诊断

脑梗死；2型糖尿病；糖尿病周围神经病变

（3）处方

药品名称	规格	用法用量
阿司匹林肠溶片	100mg×30 片	100mg，po，qd
泮托拉唑钠肠溶胶囊	20mg×7 粒	40mg，po，qd
格列齐特缓释片	30mg×30 片	60mg，po，qd
瑞舒伐他汀钙片	10mg×14 片	20mg，po，qn

布洛芬缓释胶囊	0.3g×20 粒	0.3g, po, q12h
依帕司他胶囊	50mg×18 粒	50mg, po, bid

【处方问题】　联合用药不适宜：布洛芬与阿司匹林联用、布洛芬与格列齐特联用不适宜。

【处方分析】　布洛芬缓释胶囊与阿司匹林合用时，布洛芬会干扰阿司匹林对血小板的不可逆抑制作用，从而影响阿司匹林的抗血小板作用，而且还增加溃疡和胃肠道出血的风险。

布洛芬缓释胶囊与格列齐特缓释片联合应用时，能使格列齐特缓释片的血药浓度增高，增加低血糖的风险。

【干预建议】　1. 尽可能避免使用布洛芬，或者在服用阿司匹林2小时后再服用布洛芬。对于规律服用小剂量阿司匹林的作预防用药的患者如果需要非甾体抗炎药时可选择合用对乙酰氨基酚。

2. 避免联合使用布洛芬和格列齐特，确需联合使用的，联合用药期间应密切监测血糖，根据血糖监测结果调整格列齐特的剂量，防止低血糖的发生。

案例 4

【处方描述】

（1）患者信息

性别：男；年龄：71 岁

（2）临床诊断

高血压病；糖尿病

（3）处方

药品名称	规格	用法用量
厄贝沙坦分散片	75mg×14 片	150mg, po, qd
硝苯地平缓释片	10mg×56 片	20mg, po, bid
酒石酸美托洛尔片	25mg×20 片	12.5mg, po, bid
盐酸二甲双胍肠溶片	0.25g×100 片	0.5g, po, tid
阿司匹林肠溶片	100mg×30 片	100mg, po, qd

【处方问题】　1. 联合用药不适宜：阿司匹林与二甲双胍联用不适宜。

2. 药物选择不适宜：美托洛尔。

【处方分析】　阿司匹林肠溶片与盐酸二甲双胍片相互竞争与血浆蛋白结合，可提高游离型药物的浓度而增强效应，加强或延长二甲双胍的降血糖作用，导致低血糖。

美托洛尔为选择性β受体阻断剂，可影响糖代谢，与降糖药物联合应用时，可能会掩盖儿茶酚胺介导的低血糖早期症状（如心悸、出汗），应谨慎用于代谢综合征、糖代谢异常的患者。该患者诊断为糖尿病，需谨慎选用 β 受体阻断剂。

【干预建议】 1. 停用二甲双胍，改用与其他药物几乎无相互作用的西格列汀。

2. 停用阿司匹林，改用与二甲双胍无明确相互作用的抗血小板药物氯吡格雷。确需联用阿司匹林肠溶片与盐酸二甲双胍片时，应密切监测血糖并根据监测结果调整二甲双胍的剂量，同时还要注意监测患者的凝血功能和有无出血迹象，并根据结果调整阿司匹林的剂量。

（谢奕丹　吴晓玲）

第四章

老年慢性病用药疗程不适宜案例分析

临床用药中为了维持药物在体内的有效浓度，达到治疗目的，需要连续用药至一定的次数或时间，这一过程称为用药疗程。通常疗程的长短与疾病或药品的种类相关。一个用药疗程的结束并不一定代表疾病治疗时间的终止，有些需要根据患者病情的变化、药物使用的疗效以及用药的安全性决定是否调整下一个疗程用药方案。所以并不是治疗方案确定后就可以一成不变地长期服用。盲目地超疗程用药，不仅可能对原发疾病治疗不利，有些还可能会引起新的医源性疾病，甚则造成严重的后果。以下针对老年慢病常见的超疗程用药列举案例。

案例1

【处方描述】

（1）患者信息

性别：女；年龄：61 岁

（4）临床诊断

冠心病；心律失常；高脂血症

（3）处方

药品名称	规格	用法用量
盐酸胺碘酮片	0.2g×20 片	0.2g，po，tid，共（14）天
盐酸曲美他嗪片	20mg×30 片	20mg，po，tid，共（14）天
单硝酸异山梨酯缓释片	40mg×14 片	40mg，po，qd，共（14）天
辛伐他汀片	20mg×28 片	40mg，po，qn，共（14）天

【处方问题】 1. 用药疗程不适宜：胺碘酮。

2. 用法用量不适宜：辛伐他汀。

【处方分析】 胺碘酮属Ⅲ类抗心律失常药，该药说明书推荐的常规用法用量是"负荷量：通常一天600mg（3片），可以连续应用8～10天。维持量：宜应用最小有效剂量。根据个体反应，可给予一天100～400mg。由于胺碘酮的延长治疗作用，可给予隔天200mg或一天100mg。已有推荐每周停药二天的间歇性治疗方法。"该处方负荷量疗程为14天过长。

辛伐他汀通过 CYP3A4 酶代谢，胺碘酮为 CYP3A4 酶的底物，和辛伐他汀联用会减少辛伐他汀的消除而增加肌病、横纹肌溶解的危险。

【干预建议】 1. 暂停胺碘酮负荷剂量，进入维持治疗，剂量调整为隔天 200mg 或一天 100mg。

2. 辛伐他汀的给药剂量不能超过 20mg/d。在这一剂量下，如果没有达到治疗目标，那么应用没有此类药物相互作用的其他他汀类药物，如氟伐他汀。

案例 2

【处方描述】

（1）患者信息

性别：男；年龄：66 岁；病史：冠状动脉支架植入术后 1 个月

（2）临床诊断：

冠状动脉粥样硬化性心脏病；高血压 2 级；冠状动脉支架植入后状态

（3）处方

药品名称	规格	用法用量
硫酸氢氯吡格雷片	75mg×7 片	75mg，po，qd，共（60）天
阿司匹林肠溶片	100mg×30 片	100mg，po，qd，共（60）天
阿托伐他汀钙胶囊	10mg×10 粒	20mg，po，qd，共（60）天
缬沙坦分散片	80mg×14 片	40mg，po，qd，共（60）天
雷贝拉唑钠肠溶胶囊	20mg×7 粒	20mg，po，qd，共（60）天

【处方问题】 1. 用药疗程不适宜：硫酸氢氯吡格雷。

2. 药物选择不适宜：阿托伐他汀、氯吡格雷。

【处方分析】 急性冠脉综合征（ACS）患者接受经皮冠状动脉介入治疗（PCI）术后阿司匹林联合氯吡格雷治疗 12 个月是抗血小板治疗的标准治疗方案。该患者冠状动脉支架植入术后 3 个月，需要"双抗"至少持续 12 个月，患者当前仍在使用阿司匹林，但氯吡格雷仅用 2 个月，疗程不足。

阿托伐他汀会竞争氯吡格雷片经 CYP3A4 酶代谢的过程，从而影响抗血小板的功能。

【干预建议】 1. 建议氯吡格雷应和阿司匹林联合治疗足 12 个月后才考虑停用，用药过程中密切监测患者的凝血功能。

2. 停用阿托伐他汀，改用与氯吡格雷无相互作用的普伐他汀。

案例 3

【处方描述】

（1）患者信息

性别：男；年龄：69 岁

（3）临床诊断

慢性非萎缩性胃炎；骨质疏松

（3）处方

药品名称	规格	用法用量
注射用兰索拉唑	30mg	30mg，用0.9%氯化钠注射液100ml稀释后静滴，bid，共14天
兰索拉唑肠溶片	15mg×14片	15mg，po，bid，ac，共（10）周（注射用兰索拉唑使用后序贯治疗）

【处方问题】 1. 疗程、给药途径不适宜：注射用兰索拉唑。

2. 疗程不适宜：兰索拉唑肠溶片。

【处方分析】 目前，静脉给药途径的质子泵抑制剂（PPIs）被FDA批准用于治疗由于复杂的糜烂性食管炎而无法耐受口服药物的患者，以及具有病理性酸分泌过多状态的卓-艾综合征。实际应用过程中，是否使用静脉途径的PPIs取决于很多因素，例如患者吞咽能力、胃肠道状态等。注射用兰索拉唑通常成年人每次30mg，一天2次，疗程不超过7天，一旦患者可以口服药物，应改换为兰索拉唑口服剂型。该患者饮食正常，无需选择静脉给药途径的PPIs，常规抑酸治疗选用口服PPIs即可，而且用药疗程14天超说明书推荐疗程。

质子泵抑制剂连续使用超过8周，有难辨梭菌感染、骨质流失及骨折的风险，除非用于高危人群（如口服糖皮质激素或长期使用非甾体抗炎药、腐蚀性食管炎、Barrett食管炎、病理性胃酸分泌过多）或有证据表明需要持续治疗（如药物终止试验失败或H_2受体阻断剂治疗失败）者。该患者为骨质疏松患者，不存在上述高危因素，且暂无证据表明需要持续治疗，质子泵抑制剂连续使用12周，疗程过长。

【干预建议】 暂时停用兰索拉唑肠溶片，评估患者是否需要抑酸治疗，确需继续使用的，可考虑按需用药或采用PPIs与H_2受体拮抗剂交替使用的方式。

（谢奕丹　周敏华　吴晓玲）

第五章

老年慢性病用药剂量不适宜
案例分析

老年慢病用药剂量不适宜，主要指使用药物的剂量未根据老年患者的年龄、体质或肝肾功能等情况调整用药剂量。以下针对老年慢病用药常见的用药剂量不适宜列举相关案例。

案例 1

【处方描述】

（1）患者信息

性别：女；年龄：64 岁

（2）临床诊断

高血压；高脂血症

（3）处方

药品名称	规格	用法用量
苯磺酸氨氯地平片	5mg×14 片	10mg，po，qd
辛伐他汀片	20mg×7 片	40mg，po，qn

【处方问题】 用法用量不适宜：辛伐他汀与氨氯地平联用时，剂量一般不超过 20mg/d。

【处方分析】 氨氯地平是长效二氢吡啶类钙拮抗剂，是临床广泛使用的降压药物，其主要经肝脏 CYP3A4 酶代谢。氨氯地平还是中等强度的 CYP3A4 酶抑制剂，与主要通过 CYP3A4 酶代谢的药物合用时，应谨慎。

辛伐他汀属 HMG CoA 还原酶抑制剂，为经典的他汀类降脂药物，其经 CYP3A4 酶代谢，与 CYP3A4 酶强抑制剂合用时肌病风险大大增加。氨氯地平和辛伐他汀均为 CYP3A4 酶的底物，合用时可竞争同一代谢途径。同时，氨氯地平可抑制 CYP3A4 酶介导的辛伐他汀代谢，造成辛伐他汀的血药浓度上升，导致辛伐他汀中毒或者辛伐他汀的不良反应增大，如肌病、横纹肌溶解等。联合使用氨氯地平的患者，辛伐他汀的剂量一般不应超过 20mg/d。

【干预建议】 建议修改辛伐他汀的用量，以不超过 20mg/d 为宜，并严密监测辛伐他汀毒性的迹象，如肌病、横纹肌溶解等。如有必要，可优化治疗方案。定期监测血浆磷酸肌酶或其他肌肉相关酶类。应注意避免因剧烈运动或者存在任何可疑的引起磷酸酶升高的情况。告知患者留意肌肉相关的症状如肌肉疼痛、触痛、无力、痉挛等，应及时告知医生。定期监测肝功能，有利于效益和风险的评估。

案例2

【处方描述】

（1）患者信息

性别：男；年龄：71岁

（2）临床诊断

风湿性关节炎；急性扁桃体炎

（3）处方

药品名称	规格	用法用量
布洛伪麻片	200mg：30mg×9片	1片，po，tid
布洛芬缓释胶囊	0.3g×60粒	0.3g，po，tid
头孢克洛缓释片（Ⅱ）	0.375g×6片	0.375g，po，tid

【处方问题】 1. 用法用量不适宜：布洛芬、头孢克洛缓释片（Ⅱ）。

2. 重复用药：布洛伪麻、布洛芬属重复用药。

【处方分析】 布洛芬是众多非甾体抗炎药物中疗效确切、不良反应较小的药物，因具有解热镇痛、抗炎抗风湿的作用，使用广泛。布洛伪麻片为复方制剂，每片含布洛芬0.2g、伪麻黄碱30mg。其与布洛芬缓释胶囊属重复用药。两药合用，布洛芬的日剂量达到了1.5g，超过了成人发热口服日最大剂量1.2g。老年人往往肝肾功能下降，过大的用药剂量可导致药物的毒性蓄积风险增大，如增加严重心血管血栓形成性事件、心肌梗死及卒中的风险，增加严重胃肠道不良事件包括胃出血、溃疡形成以及消化道穿孔的风险。

急性扁桃体炎的病原菌主要为A组β溶血性链球菌，少数为C组或G组β溶血性链球菌。首选青霉素类药，可选用大环内酯类，第一代或第二代头孢菌素。头孢克洛缓释片（Ⅱ）用于治疗急性扁桃体炎的推荐剂量为每次375mg，每日2次，无需自行增加给药剂量。

【干预建议】 1. 建议使用布洛伪麻期间停用布洛芬，修改头孢克洛的用法用量为375mg bid。

2. 恢复使用布洛芬缓释胶囊时，按照说明书推荐用法用量0.3g bid。

案例3

【处方描述】

（1）患者信息

性别：女；年龄：69岁

（2）临床诊断

高血压

（3）处方

药品名称	规格	用法用量
替米沙坦片	80mg×7 片	80mg，po，bid
螺内酯片	20mg×7 片	20mg，po，bid

【处方问题】 1. 用法用量不适宜：替米沙坦。

2. 联合用药不适宜：替米沙坦与螺内酯联用不适宜。

【处方分析】 替米沙坦是一种口服起效的特异性血管紧张素Ⅱ受体拮抗剂。替米沙坦是高蛋白结合率的药物（＞99.5%），偏瘦的老人应注意调整剂量。替米沙坦通过缩合反应代谢为没有药物活性的酰基葡萄糖苷酸。CYP 酶不参与替米沙坦的代谢。替米沙坦经胆汁排泄，有胆道梗阻性疾病或肝功能不全的患者，其清除率可能会降低。因此，替米沙坦不用于胆汁淤积、胆道梗阻性疾病或者严重肝功能不全的患者。应慎用于轻中度肝功能不全的患者，同时应该调整剂量。肾功能损害患者使用替米沙坦时建议定期监测血钾和血肌酐水平。

替米沙坦的日最大剂量为 80mg。老年人往往肝肾功能下降，使用剂量为成人的 3/4 左右为宜。使用替米沙坦应从小剂量开始，如 20mg/d，逐渐调整剂量，不应超过日最大剂量。

包括替米沙坦在内的血管紧张素Ⅱ受体拮抗剂能减少利尿导致的钾的损失。保钾利尿剂如螺内酯、依普利酮、氨苯蝶啶、阿米洛利等可能导致血钾显著升高。不推荐替米沙坦与保钾利尿剂合用。如必须联合，建议严密监测血钾水平。

【干预建议】 建议修改替米沙坦用法用量为 80mg qd，建议停用螺内酯，如有必要，可选择氢氯噻嗪等。

案例 4

【处方描述】

（1）患者信息

性别：男；年龄：63 岁

（2）临床诊断

冠心病

（3）处方

药品名称	规格	用法用量
硫酸氢氯吡格雷片	25mg×7 片	25mg，po，qd

【处方问题】 用法用量不适宜：指南推荐氯吡格雷维持剂量为 75mg/d，使用 25mg/d 的证据不足。

【处方分析】　抗血小板治疗是冠心病和缺血性脑卒中的一级和二级预防的基础治疗。氯吡格雷属于噻吩并吡啶类药物，通过选择性、不可逆地抑制二磷酸腺苷与其血小板受体 P2Y12 结合从而降低血小板聚集，是目前使用最为广泛的 P2Y12 抑制剂。

包括《冠心病合理用药指南（第2版）》在内的各种指南中，氯吡格雷用于心脑血管事件一级和二级预防的治疗推荐标准剂量均为 75mg/d。在日本，也有推荐对于高出血风险患者，如 75 岁以上、体重 <50kg，也可以考虑使用氯吡格雷 50mg/d。但有研究显示，对比 75mg/d 的给药剂量，50mg/d 的探索剂量并未显示出安全上的优势，而在降低血管事件风险方面还可能有疗效减弱的趋势。所以，目前的临床治疗整体原则还是需要依从相关指南推荐，采用 75mg/d 的标准剂量。

暂时无任何指南推荐使用氯吡格雷 25mg/d 剂量，25mg/d 剂量过低，可严重影响氯吡格雷降低血管事件风险方面的疗效。故不建议使用该剂量。

【干预建议】　建议修改氯吡格雷用法用量为 75mg qd，定期评估和监测出血风险，如有必要，可根据需要对患者进行基因分型，CYP2C19 LOF 等位基因携带者可用替格瑞洛或普拉格雷代替氯吡格雷治疗，非携带者继续接受氯吡格雷治疗。

案例5

【处方描述】

（1）患者信息

性别：男；年龄：72 岁

（2）临床诊断

冠心病；高脂血症

（3）处方

药品名称	规格	用法用量
阿托伐他汀钙片	20mg×28 片	80mg，po，qd
血脂康胶囊	0.3g×28 粒	0.6g，po，bid

【处方问题】　1. 用法用量不适宜：老年人使用高强度阿托伐他汀降脂治疗风险高。

2. 重复用药：阿托伐他汀与血脂康联用不适宜。

【处方分析】　《2013 年 ACC/AHA 治疗血液胆固醇降低成人动脉粥样硬化心血管疾病风险》指出，高强度他汀（阿托伐他汀 40～80mg/d）不适合用于亚洲患者。中国血脂异常患者因为存在大部分基线 LDL-C 水平较低（<130mg/dl）、对他汀类药物敏感度高于欧美人群、乙肝病毒携带率高和依从性较差等特

点，我国多数患者并不适合高强度他汀治疗。高强度他汀的不良反应发生率更高，老年人尤其需要注意。

对于不能耐受他汀类药物治疗的患者，尤其是老年人和合并用药患者，可考虑非他汀类降脂药物治疗。极高危/高危患者如中等强度他汀（阿托伐他汀 10 ~ 20mg/d）治疗不能达标或不耐受的，可优先考虑低强度他汀联合依折麦布 5 ~ 10mg，或依折麦布单药 5 ~ 10mg 治疗。

每粒血脂康胶囊中洛伐他汀含量为 2.5mg，日治疗量中含洛伐他汀 10mg，血脂康可作为中等强度他汀。与阿托伐他汀联用属重复用药。

【干预建议】 建议停用血脂康，修改阿托伐他汀用法用量为 10 ~ 20mg qd，如有必要，可在低强度他汀类药物的基础上，加用依折麦布 5 ~ 10mg/d。在使用他汀时，严密监测肝肾功能及肌酶等生化指标。告知患者留意肌肉相关的症状如肌肉疼痛、触痛、无力、痉挛等，应及时就医。

案例 6

【处方描述】

（1）患者信息

性别：女；年龄：66 岁

（2）临床诊断

房颤；高血压 3 级

（3）处方

药品名称	规格	用法用量
地高辛片	0.25mg×7 片	0.25mg，po，qd
盐酸维拉帕米片	40mg×42 片	80mg，po，tid

【处方问题】 1. 用法用量不适宜：大剂量地高辛（>0.125mg/d）用于老年患者时应谨慎，必要时减量。

2. 药物选择不适宜：地高辛应谨慎或避免用于老年患者。

3. 联合用药不适宜：地高辛与维拉帕米联用不适宜。

【处方分析】 地高辛是洋地黄类强心苷，主要用于高血压、瓣膜性心脏病、先天性心脏病等急慢性心功能不全，尤其适用于伴有快速心室率的心房颤动的心功能不全。

维拉帕米是一种钙离子通道阻滞剂。可抑制 CYP3A4 酶和 P-gp。维拉帕米能导致地高辛药动学改变，通过 P-gp 抑制肾小管主动排泄地高辛，降低其肾清除率及代谢清除率，合用可使地高辛稳态血药浓度大幅增加，可引起洋地黄中毒，心脏传导阻滞风险增加，可导致严重心动过缓。两药合用时，应减少地高辛的剂量，必要时定期监测地高辛的血药浓度。

根据 Beers 标准，老年人使用地高辛、维拉帕米可能有不合理用药情况，应慎用或禁用。应避免将地高辛用于治疗房颤的一线药物。

【干预建议】 建议定期监测地高辛的血药浓度，尤其是在加用和停用维拉帕米时，必要时减少地高辛的用量。服用洋地黄类药物时需要加强对心率、心律的监测，注意洋地黄中毒表现，当脉率低于 60 次/分时应暂停使用。

案例 7

【处方描述】

（1）患者信息

性别：男；年龄：63 岁

（2）临床诊断

2 型糖尿病

（3）处方

药品名称	规格	用法用量
盐酸二甲双胍片	500mg×60 片	1000mg，po，tid
盐酸吡格列酮分散片	30mg×14 片	30mg，po，bid

【处方问题】 用法用量不适宜：吡格列酮、二甲双胍均超过日最大剂量。

【处方分析】 二甲双胍属双胍类降糖药，其降糖机制为抑制肝糖输出，可作为胰岛素增敏剂，其主要有如下作用。①抑制糖异生和肝糖输出。②抑制糖类和脂肪吸收。③降低甘油三酯。④改善组织对胰岛素的敏感性，改善外周胰岛素抵抗。⑤降低 HbA1c，并具有抗氧化作用。

吡格列酮属噻唑烷二酮类胰岛素增敏剂。噻唑烷二酮类主要是改善整体胰岛素敏感性和促进外周组织（骨骼肌）摄取葡萄糖，抑制脂肪组织向血中释放游离脂肪酸，用于以胰岛素抵抗为主的患者；二甲双胍主要抑制肝糖输出以及改善外周组织胰岛素抵抗，增加对葡萄糖的利用，对以肝脏葡萄糖输出增多的空腹血糖升高的患者为宜，故两者联合对于以胰岛素抵抗为主的糖尿病效果更理想。但不良反应（体重增加、升高 LDL－C）较单用二甲双胍高。

二甲双胍不同厂家的说明书推荐的日最大剂量不尽相同。根据《二甲双胍临床应用专家共识（2018 年版）》，二甲双胍普通片的最大剂量不超过 2550mg/d，缓释剂型的最大剂量为 2000mg/d。超过最大剂量时，低血糖、胃肠道反应、乳酸蓄积中毒的发生风险增加。

吡格列酮的最大剂量为 45mg/d。超过最大剂量时，低血糖和药物毒性的风险增加。

【干预建议】 建议减量，二甲双胍 2g/d，吡格列酮 30mg/d。如血糖不达标可优化治疗方案。

案例 8

【处方描述】

（1）患者信息

性别：男；年龄：69 岁

（2）临床诊断

2 型糖尿病；糖尿病肾病（CKD3b 期）；高血压

（3）处方

药品名称	规格	用法用量
西格列汀片	100mg×30 片	100mg, po, qd
那格列奈片	120mg×60 片	120mg, po, tid
培哚普利叔丁胺片	4mg×30 片	4mg, po, qd

【处方问题】 用法用量不适宜：西格列汀、培哚普利、那格列奈。

【处方分析】 糖尿病肾病是糖尿病严重并发症之一，临床上主要表现为蛋白尿、肾功能异常，目前是终末期肾病的首要原因。强化血糖可延缓蛋白尿和肾小球滤过率（GFR）下降的发生和发展。使用经肾代谢或排泄的药物时应谨慎，在 GFR ＜60ml/（min·1.73m^2）时需酌情减量或停药。

根据中华医学会糖尿病分会《糖尿病肾病防治专家共识（2014 年版）》，西格列汀用于 GFR ＞50ml/（min·1.73m^2）的 CKD 患者时，无需调整剂量；30～50ml/（min·1.73m^2）时减量至 50mg，每天 1 次；GFR ＜30ml/（min·1.73m^2）或透析的患者可减量至每天 25mg。那格列奈应用糖尿病肾病特别是 CKD4 期，建议从小剂量每次餐前 60mg 开始。培哚普利用于肾功能不全的患者时，应注意调整剂量，肌酐清除率≥60ml/min 的患者，日剂量为 4mg；30ml/min ＜肌酐清除率 ＜60ml/min 的患者，日剂量减为 2mg；15ml/min ＜肌酐清除率 ＜30ml/min 的患者，剂量减为隔日 2mg；肌酐清除率 ＜15ml/min 的患者，透析当天用 2mg。

【干预建议】 建议减量：西格列汀 50mg qd，培哚普利 2mg qd。那格列奈建议从小剂量每餐前 60mg 开始治疗。治疗之前和治疗期间，定期检查肾功能和血糖、血钾等生化指标。

案例 9

【处方描述】

（1）患者信息

性别：女；年龄：68 岁

（2）临床诊断

双相情感障碍；肝硬化

（3）处方

药品名称	规格	用法用量
草酸艾司西酞普兰片	10mg×30 片	20mg，po，qd
奥氮平片	5mg×30 片	20mg，po，qd

【处方问题】　用法用量不适宜：西酞普兰、奥氮平。

【处方分析】　草酸艾司西酞普兰是一种高选择性的 5－羟色胺再摄取抑制剂（SSRI）。在肝脏内主要经去甲基化和去二甲基化代谢，两种代谢产物均有药理活性。去甲基化主要由 CYP2C19 酶代谢，CYP3A4 酶和 CYP2D6 酶也可能起到部分作用。多次给药后消除半衰期约为 30 小时。老年人的药物消除更为缓慢。轻中度肝功能受损的患者，艾司西酞普兰的半衰期约为肝功能正常患者的 2 倍，暴露量高出 60%。65 岁老年患者和肝功能受损患者，建议该药的起始剂量为 5mg/d，最大剂量不超过 10mg/d。超量使用时，药物的毒性和不良反应风险增加。

奥氮平是非典型抗精神病药，经肝脏结合和氧化途径代谢。奥氮平用于肝脏损害的老年患者，应考虑从较低剂量（5mg/d）开始治疗，并应谨慎加量。药物过量可导致药物毒性表现，如心动过速、激越、构音障碍、谵妄等。

根据 Beers 标准，除非无安全的替代药物，否则艾司西酞普兰避免用于既往有跌倒或骨折病史的老年人，因为可能出现共济失调或者精神运动行为受损。根据 Beers 标准，奥氮平因存在潜在的不适当药物使用，老年人应慎用或者避免使用。

【干预建议】　建议减量：西酞普兰 5mg qd，奥氮平 5mg qd，必要时定期监测血药浓度。治疗之前和治疗期间，定期监测肝、肾功能。

（陈文瑛　冯焕村）

参 考 文 献

[1] 李淑媛. 常见老年疾病用药: 案例版 [M]. 北京: 人民卫生出版社, 2012.

[2] 金有豫. 中国国家处方集 [M]. 北京: 人民军医出版社, 2010.

[3] 吴晓玲, 赵志刚, 于国超. 临床药物治疗管理学 (家庭药师版) [M]. 北京: 化学工业出版社, 2020.

[4] 寒在金. 老年人用药五大原则 [J]. 中华老年医学杂志, 2003, 22 (8): 510 - 512.

[5] Le Couteur DG, Johnson AG. Drugs and the elderly: prescription idiosyncraies [J]. Medical Progress SEA, 1998, 25: 22 - 28.

[6] The 2019 American Geriatrics Society Beers Criteria® Update Expert Panel. American Geriatrics Society 2019 Updated AGS Beers Criteria® for potentially inappropriate medication use in older adults [J]. Journal of the American Geriatrics Society, 2019, 67 (4): 674 - 694.

[7] Denis, O'Mahony, David, et al. STOPP/START criteria for potentially inappropriate prescribing in older people: version 2. [J]. Age and ageing, 2015, 44 (2): 213 - 8.

[8] 中国老年保健医学研究会老年合理用药分会, 中华医学会老年医学分会, 中国药学会老年药学专业委员会, 等. 中国老年人潜在不适当用药判断标准 (2017 年版) [J]. 药物不良反应杂志, 2018, 20 (1): 2 - 8.

[9] Patterson SM, Cadogan CA, Kerse N, et al. Interventions to improve the appropriate use of polypharmacy in older people: a Cochranc systematic review [J]. BMJ Open, 2015, 5 (12): 65 - 74.

[10] 中国老年学和老年医学学会心脑血管病专业委员会, 中国医师协会心血管内科医师分会. 老年高血压的诊断与治疗中国专家共识 (2017 版) [J]. 中华内科杂志, 2017, 56 (11): 885 - 893.

[11] 黄从新, 张澍, 黄德嘉, 等. 心房颤动: 目前的认识和治疗的建议 - 2018 [J]. 中国心脏起搏与心电生理杂志, 2018, 32 (4): 315 - 368.

[12] 中华医学会, 中华医学会杂志社, 中华医学会全科医学分会, 等. 心房颤动基层诊疗指南 (2019 年) [J]. 中华全科医师杂志, 2020, 19 (6): 465 - 473.

［13］中华人民共和国卫生部药典委员会．中华人民共和国药典临床用药须知（2015年版）［M］．北京：中国医药科技出版社，2017．

［14］曾含清，张琼，彭文兴．阿托伐他汀致肝损伤的机制［J］．药物不良反应杂志，2012（4）：232－236．

［15］中华医学会神经外科学分会功能神经外科学组，中国医师协会神经外科医师分会功能神经外科专家委员会，等．三叉神经痛诊疗中国专家共识［J］．中华外科杂志，2015，53（9）：657－664．

［16］中国抗癫痫协会．临床诊疗指南：癫痫病分册［M］．2版．北京：人民卫生出版社．2015．

［17］2019阿司匹林在心血管疾病一级预防中的应用中国专家共识写作组。2019阿司匹林在心血管疾病一级预防中的应用中国专家共识［J/OL］．中华心血管病杂志（网络版），2019，2：e1－e5．

［18］《抗菌药物临床应用指导原则》修订工作组．抗菌药物临床应用指导原则：2015年版［M］．北京：人民卫生出版社，2015．

［19］中华医学会神经病学分会，中华医学会神经病学分会脑血管病学组．中国急性缺血性脑卒中诊治指南2018［J］．中华神经科杂志，2018，51（9）：666－682．

［20］中华医学会神经病学分会帕金森病及运动障碍学组，中国医师协会神经内科医师分会帕金森病及运动障碍学组．中国帕金森病治疗指南（第四版）［J］．中华神经科杂志，2020，53（12）：973－986．

［21］中国痴呆与认知障碍指南写作组，中国医师协会神经内科医师分会认知障碍疾病专业委员会．2018中国痴呆与认知障碍诊治指南［J］．中华医学杂志，2018，98（13）：965－970．

［22］中华医学会精神医学分会老年精神医学组．老年期抑郁障碍诊疗专家共识［J］．中华精神科杂志，2017，50（5）：329－334．

［23］张美增．老年神经病学［M］．北京：科学出版社，2007．

［24］中国老年保健医学研究会老龄健康服务与标准化分会，《中国老年保健医学》杂志编辑委员会．中国老年人慢性疼痛评估技术应用共识（草案）［J］．中国老年保健医学，2019，17（4）：20－23．

［25］倪云成，廖潜，胡蓉，等．老年人常见慢性疼痛的评估和诊治［J］．健康管理，2015（33）：834－837．

［26］纪泉，易端，王建业，等．老年患者慢性肌肉骨骼疼痛管理中国专家共识（2019）［J］．中华老年医学杂志，2019，38（5）：500－507．

［27］神经病理性疼痛诊治专家组．神经病理性疼痛诊治专家共识［J］．中华内

科杂志，2009，48（6）：526 - 528.

［28］朱谦，樊碧发，张达颖，等. 周围神经病理性疼痛诊疗中国专家共识［J］. 中国疼痛医学杂志，2020，26（5）：321 - 328.

［29］覃旺军，任夏洋，李然，等. 癌症疼痛管理药学专家共识［J］. 中国疼痛医学杂志，2019，25（11）：801 - 807.

［30］广东省药学会. 临床药师术后疼痛管理指引［J］. 今日药学，2019，29（4），217 - 227.

［31］沈波，杨扬，申文，等. 江苏省成人癌症疼痛诊疗规范（2020 年版）［J］. 中国医学前沿杂志（电子版），2020，12（6）：33 - 52.

［32］广东省药学会. 药源性（抗胆碱能）认知功能障碍健康管理共识［J］. 今日药学，2019，29（11）：721 - 731.

［33］Kemper RF, Steiner V, Hicks B, et al. Anticholinergic medications：use among older adults with memory problems［J］. J Gerontol Nurs, 2007, 33（1）：21 - 31.

［34］Rudolph JL, Salow MJ, Angelini MC, et al. The anticholinergic risk scale and anticholinergic adverse effects in older persons［J］. Arch Intern Med, 2008, 168（5）：508 - 513.

［35］崔占武，赵建中. 膀胱过度活动症治疗药物临床研究进展［J］. 中国临床药理学杂志，2021，37（4）：473 - 478.

［36］迟丹怡，王斌，钟明康. 从一例患者药物治疗管理探讨抗胆碱药与胆碱酯酶抑制剂间的处方级联［J］. 中国药学杂志，2019，54（5）：411 - 414.

［37］Boustani MA, Campbell N, Munger S, et al. Impact of anticholinergics on the aging brain：a review and practical application［J］. Aging Health. 2008, 4（3）：311 - 320.

［38］Whalley LJ, Sharma S, Fox HC. Anticholinergic drugs in late life：adverse effects on cognition but not on progress to dementia［J］. J Alzheimers Dis. 2012, 30（2）：253 - 261.

［39］邹羽真，姜微哲，赵蕾蕾，等. 索利那新与托特罗定疗效和不良反应的相关文献汇总分析［J］. 临床药物治疗杂志，2017，15（1）：33 - 37.

［40］王丽韫，赵哲，郑建全. 抗胆碱类药物在帕金森病治疗中的研究进展［J］. 中国药理学与毒理学杂志，2012，26（3）：168.

［41］孙振晓，于相芬. 多奈哌齐的不良反应［J］. 临床荟萃，2020，35（1）：80 - 83.

［42］苗笛，廖利民. 琥珀酸索利那新治疗膀胱过度活动症的有效性及安全性研究进展［J］. 药物不良反应杂志，2015，17（2）：134 - 137.

［43］Lacroix I, Hurault‐Delarue C, Kessler S, et al. First epide‐miologic data about phloroglucinol exposure during first trimester of pregnancy ［J］. Gynecol Obstet Fertil, 2011, 39 (12): 694 – 697.

［44］田永刚, 白飞虎. 老年人上消化道疾病发病特征研究进展［J］. 中华胃肠内镜电子杂志, 2018, 5 (4): 163 – 166.

［45］中华医学会老年医学分会, 《中华老年医学杂志》编辑委员会. 老年人质子泵抑制剂合理应用专家共识［J］. 中华老年医学杂志, 2015, 34 (10): 1045 – 1052.

［46］中华医学会老年医学分会, 《中华老年医学杂志》编辑委员会. 老年人慢性胃炎中国专家共识［J］. 中华老年医学杂志, 2018, 37 (5): 485 – 491.

［47］中华医学会老年医学分会, 《中华老年医学杂志》编辑委员会. 老年人功能性消化不良诊治专家共识［J］. 中华老年医学杂志, 2015, 34 (7): 698 – 705.

［48］中华医学会老年医学分会, 《中华老年医学杂志》编辑委员会. 老年人慢性便秘的评估与处理专家共识［J］. 中华老年医学杂志, 2017, 36 (4): 371 – 381.

［49］国家药品不良反应监测中心. 药物警戒快讯［J］. 中国药物警戒, 2014, 11: 509 – 512.

［50］国家老年医学中心, 中华医学会老年医学分会, 中国老年保健协会糖尿病专业委员会. 中国老年糖尿病诊疗指南 (2021 年版)［J］. 中华老年医学杂志, 2021, 40 (1): 1 – 31.

［51］Matyka K, Evans M, Lomas J, et al. Altered hierarchy of protective responses against severe hypoglycemia in normal aging in healthy men ［J］. Diabetes Care, 1997, 20 (2): 135.

［52］张舫, 童南伟. 2 型糖尿病心血管风险评估与防治心血管病的降糖药物选择——《2019 ESC/EASD 糖尿病、糖尿病前期和心血管疾病指南》解读［J］. 中国临床医生杂志, 2021, 49 (2): 142 – 148.

［53］Leiter LA, Teoh H, Braunwald E, et al. Efficacy and safety of saxagliptin in older participants in the SAVOR‐TIMI 53 trial ［J］. Diabetes Care, 2015, 38 (6): 1145 – 1153.

［54］《中国高血压防治指南》修订委员会. 中国高血压防治指南 2018 年修订版［J］. 心脑血管病防治, 2019, 19 (1): 1 – 44.

［55］国家卫生计生委合理用药专家委员会, 中国医师协会高血压专业委员会. 高血压合理用药指南 (第 2 版)［M］. 北京: 人民卫生出版社, 2017.

［56］中华人民共和国国家卫生健康委员会. 新型冠状病毒感染的肺炎诊疗方案

（试行第三版）［J］．天津中医药，2020（1）：1-3.

［57］中华人民共和国国家卫生健康委员会．新型冠状病毒感染的肺炎诊疗方案（试行第五版）［J］．齐鲁护理杂志，2020（3）：1-3.

［58］中华人民共和国国家卫生健康委员会．新型冠状病毒肺炎诊疗方案（试行第六版）［J］．中国感染控制杂志，2020，19（2）：192-195.

［59］中华人民共和国国家卫生健康委员会．新型冠状病毒肺炎诊疗方案（试行第七版）［J］．天津中医药大学学报，2020，39（2）：121-127.

［60］中国成人血脂异常防治指南修订联合委员会．中国成人血脂异常防治指南（2016年修订版）［J］．中国循环杂志，2016，31（10）：937-953.

［61］中华医学会．幽门螺杆菌感染基层诊疗指南（2019年）［J］．中华全科医师杂志，2020，19（5）：397-402.

［62］《中华消化外科杂志》编辑委员会，《中华消化杂志》编辑委员会．急性非静脉曲张性上消化道出血多学科防治专家共识（2019版）［J］．中华消化外科杂志，2019，18（12）：1094-1100.

［63］《中国高血压防治指南》修订委员会．中国高血压防治指南（2018年修订版）［J］．中国心血管杂志，2019，19（1）：24-56.

［64］国家卫生计生委合理用药专家委员会，中国药师协会．冠心病合理用药指南（第2版）［J］．中国医学前沿杂志（电子版），2018，10（6）：1-130.

［65］母义明，纪立农，李春霖，等．二甲双胍临床应用专家共识（2018年版）［J］．中国糖尿病杂志，2019，27（3）：161-173.

［66］中华医学会糖尿病学分会微血管并发症学组．糖尿病肾病防治专家共识（2014年版）［J］．中华糖尿病杂志，2014，6（11）：792-801.